「免疫ビタミン」LPSで新型コロナに克つ

感染症予防のカギは自然免疫にあり！

杣　源一郎

ワニブックス
|PLUS|新書

はじめに

新しいタイプのコロナウイルスによる感染症が世界中で蔓延。

日本でも鎮静化に向けたさまざまな策が試みられていますが、予防・治療法が確立できていないこの新興感染症に対し、人体が持つ免疫機能が大事な要となることは多くの学者が述べているとおりです。

そして人々もまた一様に、この未知なる感染性の外部侵入微生物から身を守るには、とにもかくにも、まずは自分の免疫機能を高めることを心掛ける、ということを強く認識しているように思います。


すでに知識を得ている方もいらっしゃるかもしれませんが、私たちの体に備わっている免疫システムについて簡単に説明しますと、「自然免疫」と「獲得免疫」という2種類によって、成り立っています。

外界から侵入してくる病原体などの〝敵〟を、いち早く感知して排除する最前線の部隊が「自然免疫」であり、「獲得免疫」は、その後方で待ち構える精鋭部隊――2つの機構は、そのような関係にあります。自然免疫で病原体を排除できない場合において、獲得免疫が発動し、それらを強力に排除するという、いわば二段構えの作戦です。

「自然免疫」は、基本的な免疫システムで、マクロファージや好中球といった自然免疫担当細胞が、病原菌やがん細胞を異物として認識し〝食べて消化して〟（＝貪食して）排除します。

一方「獲得免疫」は、骨を持つ動物で進化した免疫システムで、T細胞、B細胞といった獲得免疫担当細胞が、侵入してきた病原体にぴったり当てはまる受容体や抗体を作って退治します。

この受容体や抗体は、一度作ると次の感染ではより迅速に準備されます。

なぜなら、特定の病原体に初めて遭遇した際の応答プロセスで、免疫記憶を作り出しているからです。こうした免疫記憶は、同じ病原体に対し再度出合う時は、さらに増強されます。

インフルエンザなどのワクチンはこの仕組みを利用しているもので、今回の新型コロナウイルス用のワクチンも、この理論に基づいて、各国で開発が続けられているわけです。

ところで、受容体や抗体を作るためには、まず自然免疫担当細胞が病原体を貪食し、病原体の特徴を獲得免疫担当細胞に教えてあげることが必要です。

つまり、免疫システムを効果的に動かすためにも、自然免疫を最大限活発にしておくことがとても重要なのですね。

自然免疫が、病原微生物の侵入に対応して発動するまでの時間は、数分から数時間以内ですが、獲得免疫は、そのメカニズムから自然免疫系のようにすぐに反応することはできず、応答するまでには1週間以上かかります。

実は、自然免疫は初期感染の防御のほかに、獲得免疫が応答するまでの時間稼ぎをするという重要な役割も担っているのです。


そもそも、この地球上に生息する全生物のうちで、体に獲得免疫を持っている生物はわずか0・04パーセントしかいないのをご存じですか。

すなわち、ほとんどの生物は、自然免疫のみで異物を排除しながら命を全うしています。生物の自然治癒力は、おおよそ自然免疫だけで事足りているわけです。

翻って、獲得免疫を備えている我々人間はといえば、自然治癒力が大幅に低下している懸念があります。

それればかりか、現代の医学では対応が難しい、いわゆる難治疾患（アレルギー疾患、自己免疫疾患……など）や新興感染症が際立ってきています。

もちろん今は、新型コロナウイルスに対処するため、獲得免疫を誘導するワクチン開発が喫緊の課題であり、一刻も早い成果が待たれますが、他の大多数の生物がそうしているように、免疫の大基本柱である自然免疫への視点がおろそかになってはならないと、思うのです。

二段構えの私たちの免疫システムにおいて、確かに殺戮部隊が二次的に控えているのは心強いことです。けれども、自然免疫という最初の砦を頑強に固めておきさえすれば、その段階で病原体などの敵を撃退できるのではないでしょうか。あえて強力な武器を持ち出さなくていいなら、それに越したことはないと言えます。

それに、獲得免疫による防御には、効果持続の有効期限があります。

このところ「新型コロナウイルスに負けないよう、しっかり抵抗力をつけなくては」などという人々の声をよく耳にしますが、体の抵抗力がすべて獲得免疫によるものなのではありません。

自然免疫は、抗体を作らずともウイルスを撃退できますから、むしろ自然免疫の強化をはかることで、私たちの健康はより底上げされます。常にそういう強いバリアを保っていることが、すなわち体の抵抗力です。

インフルエンザウイルスもコロナウイルスも、自然免疫はどんなタイプのウイルスでも防御できる可能性があります。

ワクチン製造に関心が向くあまり、自然免疫の存在と役割への認知が低いとしたら、非常にもったいないことです。


今年5月6日付の『アメリカ医師会雑誌』（doi:10.1001/jama.2020.8259）において、「新型コロナウイルスの診断テストの解釈」という論文の中で、きわめて興味深い報告がなされて注目を集めました。

それは、新型コロナウイルスの特徴のひとつとして、獲得免疫の立ち上がり（抗体の発動）が非常に遅いという点が挙げられる——というものです。

これに対し、国際医療福祉大学の高橋泰教授は、次のような見解を発表しています。

「新型コロナは毒性が弱いために、生体が抗体を出すほどの〝外敵〟ではなく、自然免疫での処理で十分と判断してしまっているのではないか」という解釈ができ、その上で「獲得免疫が動き出すまでもなく、自然免疫で新型コロナウイルスを処理してしまい、治癒している場合が多い、という仮説を立てることができる」と。

私も、この考え方は一理あると思います。

推測ながら、抗体を出すほどの敵ではないと自然免疫機構に見なされ大多数が捕食されている一方で、それでも体内侵入を果たした新型コロナウイルスも少なからずいる（＝多くの感染者がいる）というのは、厳然たる事実ですが、詰まるところそれは、一人ひとりの自然免疫の健全さ如何によるのではないか……と、どうしてもそう思わざるを得ません。

つまり、自然免疫が低下しているという本当は深刻な事態が、ひそかに進行しているのではないかとも考えるのです。

人々の活動が野生動物の棲む地域を侵食し、かつグローバル化により世界中の人々が行き来する現代において、たとえ今回のコロナ禍が終息したとしても、野生動物由来の新興感染症の発生とその世界的拡大は、おそらく今後も繰り返されることでしょう。社会経済活動との共生は、今後も妥協の線引きが突き付けられる難題です。また、インフルエンザ流行との重なり……等々の恐れも予想されます。

そうしたなかで生きる私たちが、人としての根本的願いである健康長寿を実現するためには、自分の免疫機能、なかんずく自然免疫を強化することが急務です。

むろん、免疫はたくさんの担当細胞の連携プレーの産物であって、ひとつの因子を抑制したり足したりして調節できるものではありません。

しかしながら、明らかに私たちの体の免疫システムの中心になっている免疫細胞が存在します。

それは、自然免疫の主役とも呼べる「マクロファージ」。

その重要な任務についてはは本編での説明をお読みいただくとして、とにかく、このマクロファージの活躍なしには、免疫機能の強化はないと言えます。

そして注目すべきことに、そのマクロファージをパワーアップさせる「ＬＰＳ」という自然由来の物質が見つかっているのです。

微生物の細胞膜成分であるＬＰＳは、我々の健康維持の基盤システムを構築しているマクロファージと連動して安全に精力的に働く、実に優れた物質。

感染防御、新陳代謝、代謝調節（鉄調節、コレステロール調節、ホルモン調節など）、創傷治癒（皮膚創傷治癒、骨折治癒、末梢神経修復など）……。体が健康であるためのすべてのことに深く関わっているのですが、このほどのコロナ禍に際し、さらにその存在感がクローズアップされています。

というのも、たとえば次のような働きと効果は、感染症の予防や治療に――新型コロナウイルスにもインフルエンザウイルスなどにも――とても役立つものです。

●ＬＰＳは、マクロファージに作用し、抗ウイルス作用のあるタンパク質であるインターフェロンの誘導をする（酵母やキノコのβグルカンや乳酸菌のペプチドグリカンなどの免疫活性化物質では、この作用はできません）。

●インフルエンザワクチンとＬＰＳの舌下投与は、副作用が出やすい注射では、現行の皮下投与よりも安全性が高く、かつ効果が高い予防方法。

●ＬＰＳは、自然免疫だけでなく、獲得免疫、つまり抗体を誘導する能力を高める作用がある。

●ＬＰＳをマウスの鼻腔内に７日前に投与しておいたところ、インフルエンザウイルスに対する予防効果が得られた。

……などなど。

また、特に新型コロナウイルス感染症のリスク因子とされる、心臓病、糖尿病、動脈硬化、喘息、肥満、自己免疫疾患、肝機能障害……等の持病に対しても、ＬＰＳの予防・抑制効果を知っているのと知らないのとでは、大きな差が出ることでしょう。

ＬＰＳがどんな機能を持つかを正しく認識することは、こうした感染症蔓延の社会状況下だからこそ必要です。

多くの方が自分の健康維持のために、自然免疫やＬＰＳなどについて強い関心を持ってくださるなら、大変うれしい限りです。

本書が、少しでも読者の皆さまの安心と健康増進につながることができますよう、願ってやみません。

目次

第4章　コロナ予防のカギを握るLPSとは

第6章　コロナを含む感染症とLPS……169

あとがき　194

出典の記載がない図版はすべて／Ⓒ自然免疫制御技術研究組合

第1章　新型コロナウイルス感染症について

ヒトが罹患するコロナウイルスは7種類

動物において、呼吸器、消化管、肝臓、神経系の疾患を引き起こすコロナウイルス（いわゆるRNAウイルスの一種）は、これまでさまざま見つかっていますが、1930年代に家禽で初めて発見されたのが最初でした。

このうち、ヒトに疾患を引き起こすことがわかっているのは、7種類だけです。そして、この7種類のうちの4種類は、風邪の症状を引き起こすことが非常に多いものです。

専門的に詳しく言いますと、コロナウイルス「229E」および「OC43」は風邪を引き起こし、「血清型NL63」および「HUKI」にも風邪との関連が認められています。

これら4種類のコロナウイルスによる感染では、主に乳児、高齢者、易感染性患者たちに、肺炎を含む重度の下気道感染症が、まれに発生することもあります。

７種類のコロナウイルスのうち３種類は、他のコロナウイルスよりもはるかに重度で、死に至る呼吸器感染症をも引き起こすものです。
すでに21世紀になってから致死的な肺炎の大規模なアウトブレイクが発生しています。

その３種類とは――

①「ＳＡＲＳ－ＣｏＶ」……重症急性呼吸器症候群（ＳＡＲＳ）のアウトブレイクの原因として２００２年に同定されました。

②「ＭＥＲＳ－ＣｏＶ」……中東呼吸器症候群（ＭＥＲＳ）の原因として２０１２年に同定されました。

③「ＳＡＲＳ－ＣｏＶ－２」……新型コロナウイルス感染症（正式名・ＣＯＶＩＤ－19）の原因として同定。２０１９年末に中国の武漢で始まり、世界中に拡大しました。

ＳＡＲＳのウイルスと、ＣＯＶＩＤ－19のウイルスＳＡＲＳ－ＣｏＶ－２（本章ではＶ２と表記）のゲノムは、80パーセント同じです。

重度の呼吸器感染症を引き起こすこれら3種類のコロナウイルスは、人間もその他の動物たちも共通で感染する病原体です。

感染動物から始まり、動物からヒトに伝播する特徴には、十分注意しなければなりません。

ＣＯＶＩＤ－19のウイルスＶ２に関しては、コウモリが持っているコロナウイルスの中に、ほぼ同じゲノムを持つものがあって、大もとをたどっていけば、おそらくコウモリ由来であろうとされています。

ただし、いわゆる自然宿主と言うべきもともとのリザーバー（病原巣）が、コウモリだったのかマレーセンザンコウだったのかは、よくわかっていません。

ＳＡＲＳのウイルスもコウモリ由来とみられます。当初はハクビシンがリザーバーであるという話が有力だったのですが、研究が進んだ今は、キクガシラコウモリだとされています。

またＭＥＲＳは、ヒトコブラクダに蔓延する風邪のウイルスが、ヒトに感染したものだということがわかっています。こちらも大もとをたどれば、コウモリ由来のコロナウイルスだったとの説があります。

なお、ＣＯＶＩＤ－19のウイルスＶ２は、人工的に作られたものかもしれない、とするさまざまな説が一時、話題になりました。

たとえば、インドの研究者からは、Ｖ２には、ＨＩＶと同じ遺伝子配列が入っているから、人工的に組み込んだものだ、といった発表がなされたりしました。しかし、その配列は、ＨＩＶだけではなく、いろんなウイルスに入っているものであることが指摘されて、ＨＩＶ起源だという論は、本人も誤りと認めて取り下げました。

今は、コウモリの中にＶ２とほぼ同じウイルスがある程度広まっていることもわかってきており、人工説は否定してよいというのがウイルス学者たちのコンセンサスになっています。

COVID-19の特徴・感染力

さて、現在世界中で蔓延している新型コロナウイルス感染症（COVID-19）について、その感染力から見ていきましょう。

COVID-19のひとつの特徴として、その潜伏期間の長さが挙げられます。

北海道大学の西浦博教授（現・京都大学大学院教授）のチームによる研究では、潜伏期の中央値は5日と報告されています。[*1]

ちなみに、インフルエンザの場合の潜伏期間は2日です。

また、同チームが出している別の研究分析では、発症間隔の中央値が4日と潜伏期より短いこともわかりました。

潜伏期間よりも、発症間隔が短いというのは、大変注目すべき点です。

発症間隔とは、「発症した患者から感染した次の感染者が発症するまでの期間」

を指します。それが潜伏期間よりも短いというのは、すなわち、潜伏期間にある感染者からも感染が起きているということを意味するものです。

西浦報告によると、発症前の人（つまり潜伏期間の人）からの感染が約半分と推定されています。

これは、2020年4月に出た中国のチームの研究でも追認されました。

それによると、2次感染の44パーセントは発症前に起こっていて、発症の2、3日前からウイルス排出が増え始め、0・7日前に一番高くなるとのこと。[*2]

潜伏期にも感染力があるのでは、感染した日はもちろん、どこから感染し、また誰から誰に感染したのかなど、言うまでもなくその追跡が難しいということであり、本当に厄介なウイルスです。

感染はどこから始まるか

ところで、ヒトのCOVID-19は体のどこから始まるのか、ということが注目すべきポイントとしてあります。

ＣＯＶＩＤ－19を引き起こすウイルスＶ２が活動するためには、ヒト側の細胞に、それらの受容体であるＡＣＥ２（アンギオテンシン変換酵素２）とＴＭＰＲＳＳ２（Ⅱ型膜貫通型セリンプロテアーゼ）が発現していることが条件になるのですが、２０２０年４月23日にオンライン出版された『Nature Medicine』によると、この条件を満たす臓器は、鼻粘膜、肺、大腸、そして胆嚢だとされています。[*3]

とはいえ、たとえば飛沫を吸い込んだとすると、ほとんどは上気道でトラップされてしまうので、鼻粘膜の分泌細胞や繊毛細胞が最初のウイルス増殖の場になると考えられます。

したがって、何か特段の濃厚感染でない限りは、このウイルスがヒト体内に入り込む最初の入り口は、おそらく鼻粘膜ではないかと思われます。

この可能性について、裏付けとなるような論文が、最近『Nature』に発表されました。ドイツ・シャリテ病院が、ＣＯＶＩＤ－19に罹患した９症例を研究して詳しい検討を行って論じているものです。[*4]

この発表によると、症状が現れてから最もウイルスが検出されていたのは、鼻粘膜のスワブ（綿棒で拭ったサンプル）だったとのこと。そして、ウイルスはその後10日かけて減っていったそうです。

新型コロナウイルス感染症にかかった患者さんたちの中で、初期に嗅覚や味覚が失われる症状を生じているケースが見られますが、それは、おそらくこの時期を反映していると考えられます。

ドイツ・シャリテ病院の研究報告は、確かに少ない症例ではあるものの、しかしながら、もうひとつ、次のような極めて興味深い結果が示されているのは注目に値します。

それは、半分の患者さんがＩｇＭとＩｇＧの抗体を7日目までに作るようになり、14日目までにはほぼ全員が抗体を作っている、というのです。

つまり、抗体が作られるということは獲得免疫が成立しているはずなので、感染はこの時点で収束してもいいことになるわけです。

新型コロナウイルス感染症に罹《かか》った約8割の人が、症状が出ても軽症で終わると言われているのは、まさにこれを反映しています。

シャリテ病院でも確かに2例が肺炎まで進みましたが、2例とも軽症で済んでおり、残りは初期段階で回復している、という結果でした。

ただし、抗体が作られたとしても見落とせない重要なことがあります。患者さんたちの抗体の量です。抗体があるかないかだけで、より重い第2段階の肺炎まで進むかどうかは、誰にも予測できないのです。

とにかく、いったん肺の感染が起きてしまうと、感染性のウイルスRNAが、さらに長い期間、患者さんたちの痰の中に検出され続けるのは間違いありません。

飛沫からの感染予防が、強く注意喚起されているのはこうした理由からなのです。

また、感染源として、便は大丈夫なのか、という疑問がありますが、これについては、さほど心配がないとも言えます。

なぜならPCR検査で、新型コロナウイルス感染症患者さんたち（肺炎期も含めて）の便から、ウイルスRNAは検出されるのですが、感染性のウイルスがまったく検出されないからなのです。

これについては、大腸や胆囊に感染条件がそろっていても、ウイルスは上部消化管、たぶん胃の中で不活化されてしまうのではないかと、考えられます。

COVID－19の特徴・重症化と死亡率

COVID－19は、感染者の約8割は無症状～軽度の上気道炎症状でほぼ終始し、1週間程度で治癒する感染症ではありますが、うち約2割において重症化が起こるとされています。

新型コロナウイルス感染症が重症化していくメカニズムとして、最も取り上げなければならないのは、上部気道から肺への感染が広がる経路です。

おそらく気道を通って……と考えるのが、一番自然なのではと思います。

この段階においては、まだ、血清中の抗体が役に立たないことも十分考えられます。さらには、上気道と比べると、肺で感染条件を備えている細胞の比率は極めて低いことがわかっています。

すなわち、たとえ上気道を伝わって侵入したウイルスが活動しようとしてもその確率は高くないはずで、症状が重くなる次の2段階目に進むのは、たまたまこの時、運悪く自然免疫力が低下していて、肺の細胞に感染が広がってしまった人だろうと思われます。

肺で感染条件がそろった細胞は、鼻の細胞と同様、ウイルスの刺激によりサイトカインやケモカイン（免疫細胞を呼び寄せるサイトカイン）を分泌します。当然これが、重い肺炎の症状につながっていることも推測されます。

もうひとつ。

Ｖ２はＳＡＲＳと同じで、ＳＴＡＴ１（抗ウイルス作用を持つインターフェロンに必須な転写因子で、病原体に対する感染防御に重要な分子）を抑制することで１型インターフェロンの転写を抑える仕組みを持っているのですが（エボラウイルスも同じ）、一方で、この働きが制御できずにウイルスを叩こうとする自然免疫がより強い反応を起こしてしまうと、重度のサイトカインストーム（免疫システムの暴走）を伴うＡＲＤＳ（急性呼吸促迫症候群）へと発展するのだと思われます。

サイトカインストームをわかりやすく説明しますと――炎症性サイトカインが血液を介して全身に広がり、それぞれの場所で免疫細胞を活性化させてしまうため、ある臓器で生じた〝ボヤ〟が他の臓器に飛び火して、いろいろな臓器へ炎症が次々に拡大してしまう状態のことです。最終的に多臓器不全となって死亡してしまう恐れがあります。

ＡＲＤＳ段階でもウイルスに対する抗体を投与する治療はかなり効果を示します。ということは、肺で新しい細胞へ感染が続くことがＡＲＤＳ維持の大きな要因になっていると考えられるのです。

さらに、抗体投与後かなり短期間でサイトカインストームが抑えられていることから、ウイルス粒子自体がサイトカインストームに寄与しているかもしれない、という推測が成り立ちます。

新型コロナウイルス感染症による肺炎段階は、多様性が高いのが特徴と言えます。重症に陥った場合でも、多くの患者さんは回復できています。

けれども、残念ながら一部の重症患者さんは、ショック状態までいくことも。１万人から２・５万人に１人程度の確率で、サイトカインストームや血栓形成を示す重篤化までに進み、最悪の場合は死亡に至ってしまいます。

これらの解明についてては、まだ十分にはなされていませんが、重症の患者さんにおいて、ｄ－ダイマーと呼ばれるフィブリンの分解産物が高く、ＤＩＣ（播種性血管内凝固症候群）と呼ばれる血管内凝固が起こっていることがヒントになると言われています。

それゆえ、たとえば米国のマサチューセッツ総合病院のように、新型コロナウイルス感染症患者の入院時には抗凝固剤治療を行う——というマニュアルを作って実施しているところもあります。

亡くなる割合

新型コロナウイルス感染症になって、どれだけ人が亡くなるのか。

それを表すのが「致命率（ＣＦＲ／Case Fatality Ratio または Risk））」というもので、疫学でよく使われる病原性の指標です。

これは確定診断がついた患者のうち、その感染によって死に至る割合です。

つまり計算するための分母が「確定診断がついた患者数」ということで、もともと確定診断された患者の数は実数が把握できるので、その中で亡くなった人を数えて致命率を計算すればいいというわけです。

これまでにわかっている感染症の致命率（CFR）は、次の通りです。

●SARS……10パーセント
●MERS……35パーセント
●スペインかぜ……3パーセント
●アジアかぜ……0・5パーセント

そして、COVID‐19の致命率は、これまでのところ1パーセントから10パーセントとなっています。

1～10パーセントというふうに、やや大きめの幅があるのは、国によって検査体制や医療体制が違うこと、さらには感染者の年齢分布も違うためだと考えられます。

致命率は、その感染症の病原性を示すとても大事な指標です。この割合が高いと、発症したとたんに死を覚悟しなければならなくなり、患者さんに大きな恐怖を与えるものとなります。

たとえば、1976年に旧ザイール（現コンゴ民主共和国）でエボラ出血熱が流行した際の致命率は、90パーセントを超えていました。

またSARSもMERSも、致命率はかなり高い割合なので、人々から〝怖い〟病気として恐れられているのはご存じの通りです。

スペインかぜの3パーセント、アジアかぜの0・5パーセント、COVID－19の1パーセントから10パーセントも、割合の数字だけ見るとたいしたことのないように思えるかもしれませんが、決して小さな値ではありません。

1918～1920年に世界的に大流行したスペイン風邪（致命率3パーセント）は、全世界で数千万人が死亡しました。ですから、数パーセントという致命率は、パンデミックになった時は、それくらいの規模の甚大なる被害をもたらすということです。

ちなみに、致命率は、このような「確定診断がついた患者数」を分母にとる「CFR」とは別に、感染者全員を分母にとった、「感染致命率（IFR／infection fatality ratio or risk）」というものもあります。

もちろん、感染している人を全員、完全に見つけ出すのは不可能なのですが、一つの考え方としてのカウント方法です。

実は新型コロナウイルス患者のIFRを早い時点で推定したのは、北海道大学の西浦教授たちのグループでした。これは論文になっています。[*5]

日本で新型コロナウイルスへの懸念が広まりだした頃、武漢からチャーター便で日本に帰国した人たちがいました。ニュースなどでも大きく取り上げられたので覚えている方も多いと思います。西浦教授らは、これら日本人565人全員がPCR検査を受けたことから感染確認率を求めて、さらに武漢における無症候性感染者も含めた感染者の総数を推定した上で、感染致命率（ＩＦＲ）を求めたものでした。報告によると、その数値は０・３〜０・６パーセントだとのこと。

その他の研究グループでも別のデータで数字を出していて、西浦グループよりもやや高い値を報告していますが、桁は同じになっています。

インフルエンザとの比較

新型コロナウイルス感染症の怖さを感じる手立てとして、人々はよくインフルエンザと比べてどうなんだろう……などと言ったりします。

では、私たちに馴染みのある季節性インフルエンザの致命率はどうなっているでしょうか。

日本で、季節性のインフルエンザで確定診断がついた患者数（推定値）は年間約１０００万人。〝直接の〟死者は２０００〜３０００人です。

これをもとに計算すると、致命率（ＣＦＲ）は０・０２〜０・０３パーセントです。

ＣＯＶＩＤ－19の致命率は1～10パーセントですから、ＣＯＶＩＤ－19のほうが2桁以上大きいということになります。

ただし、一般的にはインフルエンザは、致命率より1桁大きな0・1パーセントという数字が示されることが多いようです。

これは超過死亡の数も含めて推定死亡者数を1万人としてカウントしたことによるものです。

超過死亡というのは、インフルエンザが直接の死因ではなくとも、インフルエンザの流行がなければ死を回避できたであろう、いわゆる「関連死」のことです。合併した細菌性の肺炎、持病の呼吸器疾患や心疾患の悪化などによるもの。あるいはインフルエンザの流行により、医療が行き届かなくなったことで引き起こされる死なども含まれます。

要するに、分子にあたる死亡者の数を、どう取り上げるかによって割合は変わってくるということなのですね。

今回の新型ウイルス感染症についても、こういった関連死まで考慮したならば、もっと大きな値になるはずです。

とはいえ、感染拡大の防止が優先で、いまだ推定もできない状況が続いています。取りあえず今は、関連死を含めない直接死亡の致命率にとどまっているわけなのですが、この新型ウイルス感染症の威力というものについては、おおよそおわかりいただけたと思います。

第2章

我々はいかにして病から身を守っているか

■ヒトの体の免疫システム

自然免疫と獲得免疫で体を守る

免疫は、文字通り「疫病（感染症）から免れる」という意味がありますが、感染症から身を守るのはもちろんのこと、病気を避け、恒常性を保ちながら健康を維持するシステムそのものです。

この免疫システムには、2つの主な機能があります。

ひとつは、異物・不要物を見つけて排除することです。

異物・不要物とは、外部から侵入する病原菌やウイルスなど、あるいは体内で発生する死んだ細胞や変性タンパク質、がん細胞など。

それら異常な異物や細胞を生体自身の健常細胞や組織と区別しながら感知・認識して一掃することにより、生体を病気から保護してくれます。

近年問題となっている環境汚染物質の影響が抑えられるのも、免疫システムがあ

免疫には自然免疫と獲得免疫がある

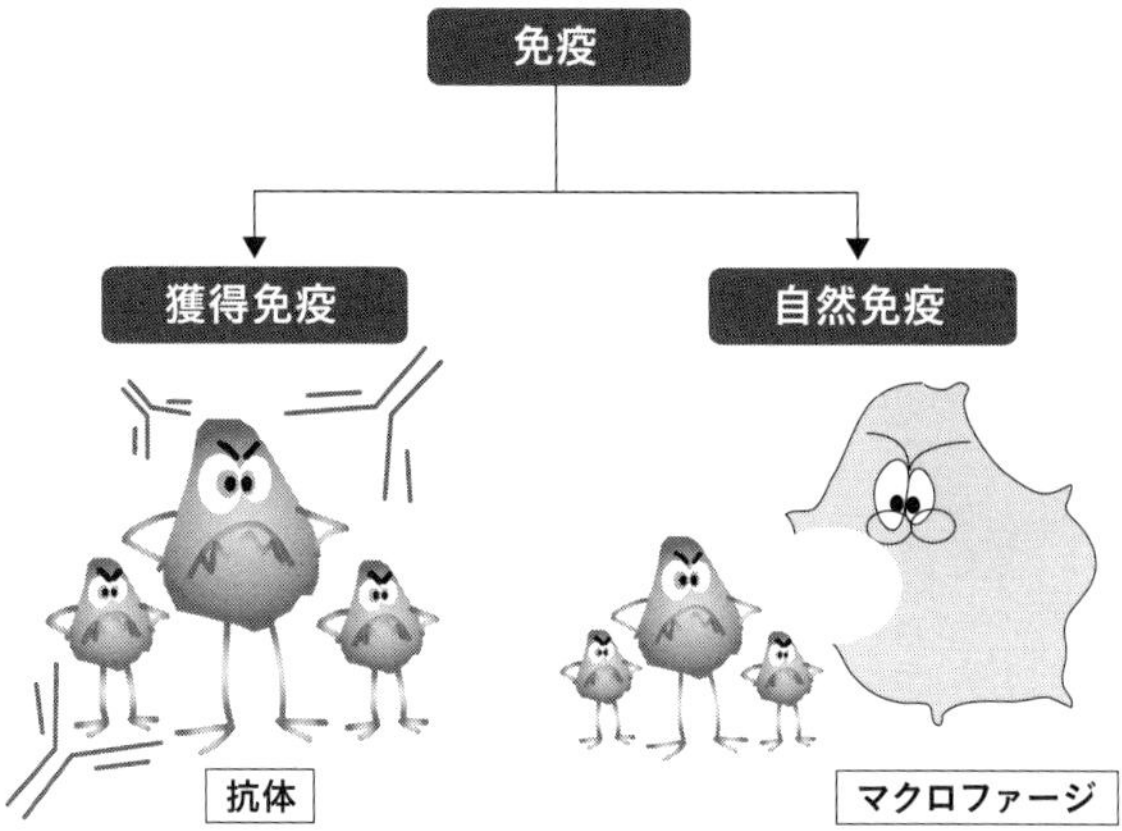

ればこそだと言えます。

そしてもうひとつの機能は、傷んだ箇所の修復です。

ダメージを受けた組織に集まった自然免疫細胞が、毛細血管の育成を促し、線維芽細胞などの組織を構築する細胞を増殖させ、もとの姿に戻します。

免疫システムがなければ、私たちヒトは感染や病気に対して極めて脆弱な存在なのです。

免疫システムは、自然免疫応答および獲得免疫応答と呼ばれる、精密な2つの細胞防御機構で構成され、体の各細胞、各組織、各器官などと緊密に連携しています。

この2つの機構は「はじめに」でもご説明した通り、二段構えになっているところがポイントで、外敵に対する第一の砦（自然免疫）を、第二の砦（獲得免疫）ががっちりサポートしているという仕組みです。

よく言われるたとえですが、自然免疫は、常に目を光らせながらパトロールしている警察官。それに対して獲得免疫は、その防御をすり抜けてきた〝侵入者〟ごとに必殺の道具を準備して攻撃する強力な殺戮部隊。そのように覚えていただくと、より理解しやすいかもしれません。

自然免疫

自然免疫応答に関与している主要な細胞は、マクロファージという食細胞です。

生体に脅威となる侵入者を探して血液や組織を巡回し、病原体が見つかると、ムシャムシャと貪食して退治することから、別名「大食細胞」とも呼ばれています。

細胞膜上のパターン認識受容体（ＰＲＲ）によって、侵入者の分子が異物として識別され活性化されます。そうすると、数分から数時間以内の急速な免疫応答につながるカスケード（連鎖的に続く反応のこと）が開始されます。

マクロファージが感染部位で起こす最初のステップの１つは、細胞外へのサイトカイン（細胞から細胞へ情報を伝達する物質のことで、時に免疫細胞が多く産生する）の分泌です。

インターロイキン（ＩＬ）や腫瘍壊死因子（ＴＮＦ）など、これらのサイトカインは、浸入部位に仲間の白血球を引き寄せます。

応答する免疫細胞もまた、炎症応答を開始するほかのサイトカインを放出することがあります。

これらのシグナルは血管拡張を引き起こして患部により多くの血液が流れるようにし、病原体を除去するために免疫細胞の動員を促進します。

動員される自然免疫担当細胞としては、好中球やナチュラルキラー（ＮＫ）細胞など。

好中球は、最初に反応する細胞であり、細菌や真菌の攻撃や抑制を専門とします。

ナチュラルキラー細胞は、感染に迅速に応答しウイルスに感染した細胞を効率的に死滅させます。また、がん細胞を検出して破壊する固有の能力を持つこともユニークです。

これら自然免疫系の細胞が、病原体の侵入を迅速に処理することができない場合は、獲得免疫系が活性化されて脅威の無力化に向かいます。

獲得免疫

「獲得免疫」は、ヒトをはじめとする脊椎動物など、ごく限られた高等動物にしか備わっていない免疫システムです。

自然免疫と協働することにより、身体の防御効果を確実に上げます。

獲得免疫は、新たに作られた異物を識別するタンパク質、細胞、器官、組織の、さらに複雑で動的な相互作用からなっていますが、獲得免疫担当で活躍する細胞としては、T細胞やB細胞など。

彼らは、病原体を貪食した自然免疫細胞から、病原体の特徴情報を受け取ると、その対象病原体だけにぴったり当てはまる抗体を作って撃退します。

大量に産生された特異抗体が病原体を中和して、感染を終息させ、同じ体の中で二度と活動できないようにするのです。

この、異物に対して特異的に働く機構である獲得免疫が、学問的に確立したのは、19世紀の終わりごろのこと。

フランスの細菌学者、ルイ・パスツールが1885年に狂犬病ワクチンの開発をしたことが基になっています。

獲得免疫の暴走

免疫システムが正常に働いている時は、私たちの体の恒常性は維持され、基本的に健康が保たれます。

しかし、いったん、このシステムが異常を起こすと、私たちの体はさまざまな危険にさらされることになります。

すなわち、感染症や自己免疫疾患やアレルギー症などに罹りやすくなってしまいます。

具体的には、免疫システムの活動が正常より低調な場合、各種の免疫不全病に陥り、感染の繰り返しが起きるほか、生命を脅かす感染症に冒されることもあります。

その結果、免疫不全の状態に陥り、さまざまな感染症に罹りやすくなってしまいます。また、獲得免疫の重症複合免疫不全症（T細胞・B細胞の不全）のような遺伝病や、レトロウイルスの感染による後天性免疫不全症候群＝ＡＩＤＳ（ヘルパーT細胞の不全）にも罹患しやすくなる可能性があります。

一方、獲得免疫システムが通常の範囲を逸脱して過剰に反応することにより生じる疾患もあります。

これにより自己免疫疾患が起こされます。

体がこの状態に陥ると、本来なら守るべき自己の正常細胞や組織に対して、あたかも外来の侵入微生物を撃退するかのように反応して攻撃を加えてしまいます。

主な自己免疫病としては、関節リウマチ（自己抗体）、全身性エリテマトーデス（自己抗体）、Ⅰ型糖尿病（自己応答性T細胞）などがあります。

アレルギーも、免疫システムの異常によって引き起こされるものです。過剰な免疫応答を生じることにより、自己生体組織に自ら損傷を与えてしまうのです。

こうしたアレルギーは、過敏症と呼ばれ、自己の組織に損傷を与えた結果、アナフィラキシーショックなどを引き起こすこともあります。

なお、新型コロナウイルス感染症の重症化の際、ごくまれに免疫システムが暴走する「サイトカインストーム」というものが生じて問題になっています。

その原因は、現在までのところ不明で、重症患者の治療においては、この「サイトカインストーム」の阻止が重要な懸案になっています（P31参照）。

■マクロファージは防御の要

自然免疫の主役・マクロファージ

マクロファージは、自然免疫の中心的細胞で、異物を「食べる」という特殊な機能を持っています。

異物とは、まず外部から侵入してきたウイルスや病原菌など。マクロファージは、人が生まれた時に持っていなかったものをすべて異物と判断することができます。また、体内から排出すべき老廃物や不要物なども、マクロファージの異物排除のターゲットです。

例えば、細胞の入れ替わりによる死んだ細胞、1日約5000個発生するがん細

マクロファージの機能

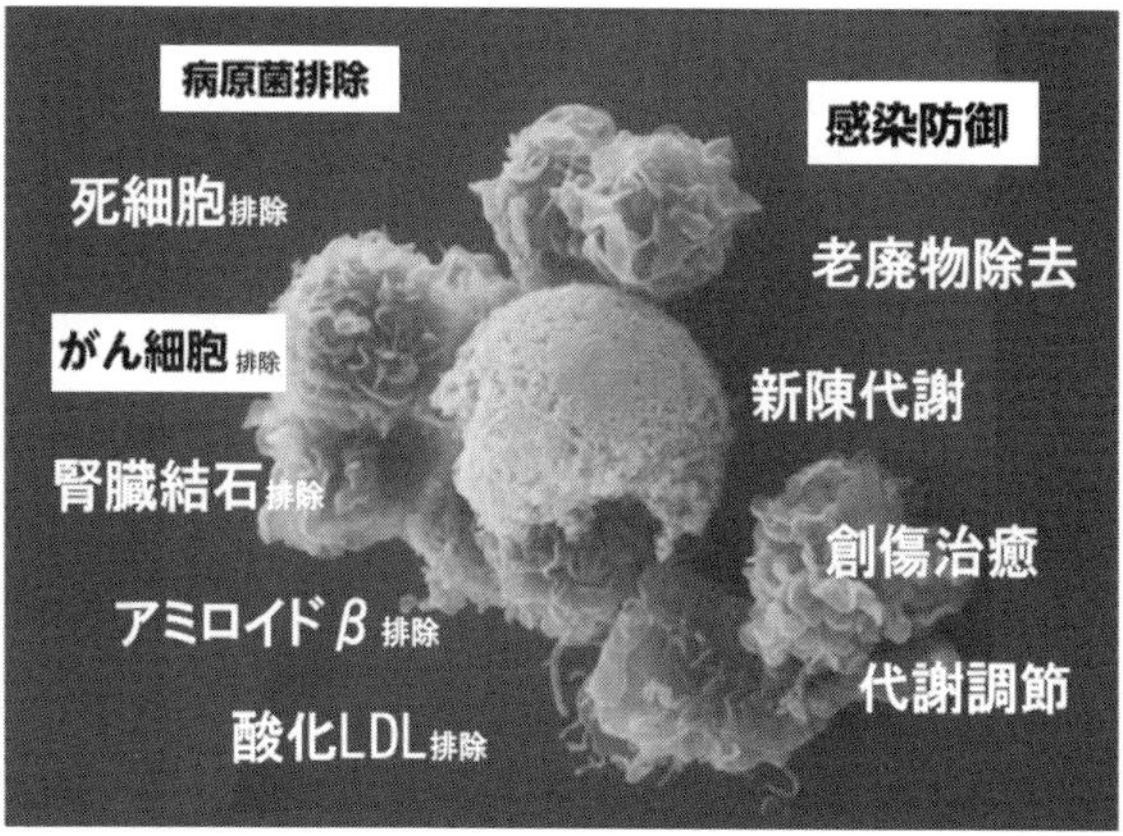

胞などの変質した細胞、認知症の原因といわれる脳に溜まった異常タンパク質（アミロイドβ）、変質した栄養素、血管に付着した酸化コレステロール、糖尿病の原因となるＡＧＥ（糖代謝最終物質）、腎臓結石、ヘルニアなどの変形した骨……。

これらを、〝大食細胞〟との別名を持つマクロファージが、アメーバのような動きをして即座にキャッチ。ムシャムシャと貪食することで、処分（排除）します。

このように、本来は自己でないもの、あるいは個体内に存在していると不都合なものを選り分ける能力が、マクロファージには備わっているのです。

体内において、ウイルスや細菌は、当然排除されなくてはいけません。しかし、実はこれらの病原体よりも、量的には死んだ細胞など体内でできる老廃物のほうが圧倒的に多く、これらが病気や障害の原因になっています。

ですから、マクロファージが正常に機能するということは、私たちの健康を維持する上でとても重要です。

生命の最小単位は細胞であり、ヒトでは細胞が約37兆個からなると言われていますが[*1]、生物個体は、さまざまな構成要素が多数集合して、特定の動的状態を維持しているわけです。

そして、その動的状態がトラブルなく円滑に維持されている状態——それが健康ということにほかなりません。

我々は経験的に慣れてしまっているので、健康という状態が特別に大変なことだとも感じないでいますが、体の中において複雑な集合体が一定の秩序のもとに維持されるためには、やはり何らかの仕掛けが存在するはずです。そのような仕掛けを組み立てるカギとなる細胞こそが、マクロファージだと考えられます。

マクロファージの発見は約１００年前

高い食機能を持つマクロファージが、ロシアの生理学者、イリヤ・メチニコフにより発見・命名されたのは、約１００年前のことです。

あらゆる動物が同様の食細胞群を有しており、進化的に見て、下等な動物から高等な動物まですべてに存在する細胞群だということが、それ以来認識されるようになりました[*2]。

これらのマクロファージの貪食機能は、単細胞動物においては、自己でないものは食物として摂取し、一方で、同族はお互いを認識し合って共存するために必要な機能であったと考えられます。

そしてこの機能は、多細胞動物に進化した後には、外界からの侵入異物や、生体内で不要になった細胞や制御を外れた細胞（がん細胞など）を除去し、個体を生存させるために必要な機能へと分化したであろうことは容易に推測できます。

マクロファージなしに生物は生きられない

マクロファージ（食細胞）は、無脊椎動物から脊椎動物に至るまでのさまざまな多細胞動物のすべてに存在します。

いずれの動物においても、マクロファージを完全に欠損させると、生命を維持することは不可能であり、自然界に生存することはできません。

ヒトでは、マクロファージは肺、肝臓、腸管、血中をはじめ、脳、筋肉、骨など、生体内のあらゆる組織にくまなく常在します。

それぞれの組織によって、たとえば脳では「マイクログリア」、肝臓は「クッパー細胞」、肺は「肺胞マクロファージ」などと多様な名称で呼ばれて、組織ごとに独自の性格を有しています。

さらに、環境情報受信の最前線にあって、環境の変容情報に柔軟に対応する能力が高く、可塑性に富んだマクロファージは、末梢血の単球から体の中のあらゆる組織・器官に遊走して〝組織マクロファージ〟へと分化することもできます。

すなわち、マクロファージは、共通の機能として、旺盛な貪食作用、殺菌、抗原提示、腫瘍細胞傷害、サイトカインなどの分泌、脂質の代謝作用などを持ちながら、その質および程度は、それぞれの組織や臓器等の役割に応じて異なっているというわけです。

ネットワークを組むマクロファージ

このような組織常在性の細胞で、潜在的に遊走性を持ち、かつ全身に分布する細胞はマクロファージだけです。

そして、生体内各所に存在する組織マクロファージは、情報のネットワークを形成。それぞれが局所で受信した環境情報を全身に発信して、生体全体を統合的に制御しています。このようなマクロファージ間の情報伝達機構を、我々は「マクロファージネットワーク」と呼んでいます。[*3・4]

このネットワークにおいて、生体で最も広く環境と接し、環境情報を受信する場となるのが粘膜です。

粘膜の中で一番広いのは腸管で、表面積は約２００～３００平方メートル。次いで広いのが約90平方メートルの肺です。

腸管と肺胞におけるマクロファージが生体内で大きなマクロファージ集団となっていて、外部環境からの異物認識排除に関しては、最も主要な機能を果たしていると考えられます。これにより組織の恒常性が維持されているのです。

私たち研究チームは以前、マウスでの実験において、２日間の断眠ストレス直後や、２日間の絶食または絶水ストレスの２日後にマクロファージの活性化が起こることを立証しており、適度な環境要因はマクロファージを活性化するということを見出しています。[*5]

これらのことは、マクロファージは環境情報を直接・間接的に受信するだけでなく、環境情報の変化により速やかに応答することを示しています。

また、マクロファージ欠損動物は存在しないのですけれども、リポソーム（脂質で作った小胞で、薬剤を輸送する担体などに利用されている）を用いて、一部のマクロファージを一時的に欠損させた動物を作製することができます。こうしたマウスは感染症に対する抵抗性が著しく低下することや、腸管の恒常性が保持されず、感染症が重篤化することが知られています。[*6]

さらに、マクロファージ増殖因子の欠損マウスでは、組織マクロファージの一種である破骨細胞の欠損が起こり、骨の代謝が正常に行われずに大理石骨病を引き起こします。[*7]

以上のことから、マクロファージは内外からの異物情報の受信装置として重要な位置にあり、系統発生的に保存されていることからも、個体維持に必要な細胞群であるということがわかります。

マクロファージが機能を高める時

マクロファージの生物活性については、「プライミング段階」というものが知られています。

プライミング段階とは、マクロファージが外来性の刺激を受けた場合に反応性が向上する状態を言います。最近では、〝自然免疫トレーニング（訓練）〟という言葉で紹介されていることが多いようです。

たとえば、マウスのマクロファージに、細菌製剤のＯＫ４３２を外来刺激に用いて、それに対する反応性で調べると、次のようになるのです。[*8]

ＯＫ４３２刺激を加える3時間前に、ごく微量のマクロファージに働く情報タンパク質（たとえば、インターフェロンγやインターロイキン2などのサイトカイン）を投与しておきます。すると、ＯＫ４３２刺激を加えた場合に、多くの腫瘍壊死因子（ＴＮＦ＝がん組織を壊死させる抗腫瘍効果の高いタンパク質）の誘導が認められます。

言い換えれば、外来性のＯＫ４３２刺激に対して強く反応する前段階の状態が、微量のマクロファージに働くサイトカインの投与により得られています。

これがプライミング段階になっている＝プライミング状態ということです。

このプライミング状態では、炎症性サイトカインなどの産生はほとんど起こらず、特徴的には貪食能が強まっている状態と捉えることができます。

マクロファージがプライミング状態になると、病原体の排除能が高まります。

インターフェロンγは、マクロファージをプライミング状態に誘導する代表的なサイトカインですが、マクロファージをインターフェロンで処理すると、細胞内に寄生するサルモネラ菌や結核菌は、排除されます[*9]。

すなわちマクロファージをプライミング状態に誘導することで、種々の疾患が予防できることが期待されるわけで、ひいては健康寿命の延伸にもつながると考えられるのです。

マクロファージのプライミング状態――それは私たちの健康維持に重要な役割を担うものです。

ストレス下のマクロファージ

さらに、マクロファージがプライミング状態にあると、ストレスによる免疫低下や感染抵抗性の低下、さらにはがん細胞の転移などを予防することができます。

このことを示す一連の実験結果がありますのでご紹介しましょう。[*10]

この実験ではマウスを用い、与えるストレスとして開腹手術を行っています。

開腹手術はヒトでもしばしば行われるわけなので、この実験が示す結果は、ヒトにも応用が可能という点に意義があります。

マウスの免疫活性を腫瘍壊死因子（ＴＮＦ）の産生能で測ってみた結果、開腹手術を行った場合には、マウスの免疫活性が手術直後から著しく低下することがわかりました。

この影響を感染抵抗性で調べると、手術を行わない場合には、10の７乗（１０００万）個の黄色ブドウ球菌を静脈に投与してもマウスは死にません。

しかし、手術を行った群では、同数の黄色ブドウ球菌を投与すると60パーセントのマウスが死んでしまいます。

つまり、ストレスはマクロファージの活性低下を招き、感染抵抗性は著しく損なわれるということです。

こうした結果を得て、実験は次の段階に。

もしもストレスが加わっても、マクロファージの活性を維持できる方法があれば、ストレスによる免疫低下や感染抵抗性の低下は予防できるはずではないか、と考えられたからです。

そこで、マクロファージをプライミングする活性があることがわかっている薬剤を手術前に投与して、同様の実験を行ったところ、予想した通り、手術ストレスを加えても免疫低下は起こらないし、感染抵抗性も手術を加えない群と同程度に維持されることが判明したのです。

また、黄色ブドウ球菌の代わりに、がん細胞の転移モデルで行った実験では、手術ストレスにより、がんの転移が増加していました。しかしながら、マクロファージをプライミング状態に維持しておくと、手術ストレスが加わっても、強い転移予防効果が得られることもわかりました。

この実験では、ストレスとして手術を選択していますが、他のストレスでも免疫低下や感染抵抗性の低下は報告されています。

今や、多くの疾患の原因として挙げられることが多いストレス。

けれども、現代社会においては、ストレスを全く排除して生きていくことは不可能であり、逆に言えば体は常にストレス下に置かれています。

したがって、マクロファージをプライミング状態に維持しておくことは、ストレスによる免疫低下や、これに伴う種々の疾病の発生を未然に防ぐ手立てのひとつであると言えるのです。

私たちが病気になる場合、加齢やストレスでマクロファージの機能が衰えている可能性もあるということを頭に入れて、普段から十分気をつけていただきたいと思います。

マクロファージの殺菌異物排除を免れるウイルスとは

例外的に、機能の低下しているマクロファージによって貪食されても、その食作用を回避する機能を発現する病原細菌やウイルスがわずかながらに存在します。

細菌としては、結核菌、チフス菌、赤痢菌、リステリア、レジオネラなど。ウイルスでは、エイズの病原体であるヒト免疫不全ウイルス（ＨＩＶ）が、この特徴を持ちます[*11]。

これら、マクロファージによる排除を免れた病原体は、マクロファージの細胞内部に感染し、増殖します。

マクロファージ自体は本来強い殺菌作用を持っているのですが、ストレスで低下し、細胞内感染を生じたマクロファージは、かえって感染した病原体を保存したり、全身に運んだりすることで、その病原性の発揮に関与するという状態に。

たとえばチフス菌は、腸管に侵入した後、腸間膜リンパ節のマクロファージに感染し、血流に入り込んで全身性の菌血症を起こすことがわかっています。

また結核菌やＨＩＶでは、マクロファージ内に感染した病原体は、長い間、潜伏感染してから重篤な病状が現れます。

一方、インターフェロンγなどでプライミング状態にあるマクロファージは、これらの細菌やウイルスを排除できることが知られています。

ちなみに、新型コロナウイルスやインフルエンザウイルスは、このようなマクロファージの貪食作用を回避する機能があることは報告されていません。

しかしながら、体力が弱っていたりしてマクロファージの活性が衰えている場合には、その弱体化の隙を突いて、彼らが体内に入ってきてしまう恐れがあります。

もちろん、命を守る免疫システムが作動して獲得免疫の出番となるわけですが、そうした深刻な段階に進ませないためにも、マクロファージを最大限元気に保つことが肝要です。

そうすれば自然免疫のラインで押しとどめ、これらのウイルスを撃退することが可能になります。

第3章

健康維持で担う自然免疫の役割

炎症の再認識

たとえば、転んで膝をすりむいた時。痛む膝から血が出た、というような経験を、多くの方は持っているのではないでしょうか。

たいていの場合は、すり傷の周りが腫れて、赤くなり、少し熱を持っている感じがするでしょう。ケガをすると、そのあたりの血流が増え、損なわれた組織に免疫細胞が大量に動員される状態を誘導して（ここでは「瘢痕《はんこん》」と呼ぶ）、治癒を支えるのです。赤みを帯び、熱を持って腫れるのはそのためです。

具体的には――生体が何らかの傷害を受けた場合、炎症を惹起するサイトカインなどが放出され、このサイトカインなどの作用により、周辺の血管の直径は増し、血管壁の浸透性が高まります。この結果、血液供給量の増加に伴う発赤や熱感、浸透性の増加からくる体液の浸潤に伴う腫れや痛みが引き起こされるわけです。

でも、しばらくすると瘢痕ができ、回復に向かい、やがてかさぶたができます。瘢痕の形成という現象は、すり傷に限らずあらゆる治癒プロセスで共通して見られ、瘢痕は損なわれた組織の一時しのぎとして、そしてケガのあたりを修復するための足場として機能すると考えられています。

かのヒポクラテスは、「我に発熱の力を与えよ。さすれば我あらゆる病を治さん」という言葉を残していますが、赤くなったり熱を持ったりなどの炎症は、治癒プロセスに必要な中間段階のひとつなのです。

ただし、治癒のプロセスは、順番にタイミング良く起こる必要があります。

あるべき段取りとは、まず傷の周りから毒になる老廃物が免疫細胞によって除去される。→瘢痕組織ができて、損なわれた組織を修復する準備が整い、損なわれたところの再編成が可能になる。→組織修復後に、瘢痕組織が分解され、免疫応答のスイッチが切られる、ということです。

修復プロセスのどの段階においても、決まった免疫細胞がそれぞれ関わっていることから、それらのスイッチを順番どおりタイミング良く入れたり切ったりしながら修復プロセスをやり通す必要があります。

ところで、こうしたケガなどの炎症と同じく、生体の恒常性を維持するために、自然免疫による防御治癒としての炎症反応もまた、体の中に生じているとみることができます。

37兆個の細胞からなるヒトの体内では、外来性の侵入異物に限らず、毎日毎日生じる死細胞、変成タンパク質、酸化脂質、がん細胞……などの異物排除が行われています。これらは、個体の健常性の維持に直結しているものです。

最近の研究では、自然免疫細胞群の病原体のセンサーであるＴＬＲｓ（トル様受容体 toll like receptors）やＮＯＤ（nucleotide-binding oligomerization domain）様受容体群が、異物を識別する精巧な仕組みを持っていることが明らかにされました。[*1]

これらの異物センサーには、外来性の病原体分子の識別だけでなく、生体内において細胞のダメージによって生じるＤＮＡ断片やヒアルロン酸などのさまざまな不要物も識別する受容体群（DAMPs：damage-associated molecular patterns）もあります。このような自己由来の異物は生理的な炎症状態を誘導し、恒常性の制御に関わっていることが見出されています。

こうした研究に携わっている東京大学の三宅健介教授は、これを「自然炎症」（homeostatic inflammation）とも呼んでいます。*2

ところで、何らかの理由で生理的な異物処理レベルを超えると、自然炎症とは明らかに異なる慢性炎症状態に移行してしまうことになります。慢性炎症とは、何らかの〝異常〟が解消されず、炎症物質や細胞などの活動が収束しないような状態を指します。

しかしながら、もしも、慢性炎症へのターニングポイントとなる原因を回避することができるならば、慢性炎症が引き起こすと考えられている生活習慣病が予防できるとも言えるのです。

その原因の候補としては、飽和脂肪酸や糖分の摂取過多、酸化ストレス、交感神経の昂進、腸内細菌叢の変化などが考えられます。

これらの解明については結果が待たれますが、このところ、自然免疫の活性化制御とそれに関連して、腸内細菌叢の変化と疾病、脂質バランスと生活習慣病発症などに関する論文が増加しており、食品の機能性をはじめ、病気発症を回避するメカニズムの解析が活発になってきています。

自然治癒力の見直し

マクロファージが炎症に深く関わることを通じて、生体の恒常性を守る生理的炎症という概念を打ち出したのは、マクロファージを発見したロシア人生理学者のエリー・メチニコフでした。

また、その後に続くイスラエルのミハル・シュワルツらは、生理的炎症をうまくコントロールすることにより難治疾患を治療するという新しい概念を創出。実際に彼女らは、アルツハイマー症予防、脊髄損傷による歩行困難からの回復、筋委縮性側索硬化症からの回復や進行阻止などの効果が得られることを見出し、現在これらの研究成果は世界中から注目されつつあります。[*3]

現代の医学では、炎症＝悪という固定概念が強くはびこっており、〝炎症を避ける〟ためのアプローチが主流となっています。

けれども、「炎症」とは、免疫機能のうち、自然治癒までを包含した健康長寿を司るための欠くべからざる生理的な現象であり、この生理的炎症は、もともとヒトが持つ自然治癒能力なのです。

シュワルツらが提唱したように、マクロファージを代表とする自然免疫系の細胞群で担われている生理的炎症を、最大限に活用することは、健康長寿戦略を確立する上で、極めて強力な効果を発揮するに違いないと言えます。

さらに、この点で重要な機能として「自然治癒力」が考えられます。

生物はもともと自然治癒力を持っており、健康の維持やさまざまな疾患の予防や治癒に関しては、結局のところ、自然治癒力が要を握るということです。

しかし、現代のステロイド等の炎症抑制剤をはじめとする薬物療法や手術療法などの過度なストレスは、この自然治癒力を大幅に低下させているのではないかという懸念が広がっています。

現代の医学では対応が難しい、アレルギー疾患や認知症などのいわゆる難治疾患が際立ってきているのは、多くの人が認識しているところであり、今回の新興感染症の蔓延などの背景にも、自然治癒力の低下という問題があるような気がしてなりません。

何よりも、これら現代医学では対応が難しい疾患群については、自然治癒力を強化することを基盤とした治療方法の開発が求められます。

そしてこの自然治癒力の源泉こそ、生理的炎症（＝自然免疫の制御）ではないかと、思えてなりません。

●いかに安全かつ安心のもとに、生物が持つ健康長寿の要ともいうべき生理的炎症を善用するか。

言い換えれば、

●生物がもともと持っている健康長寿を達成するためのポテンシャルを、生理的炎症を含む自然免疫の制御で、いかにして引き出すか――。

これらを可能にしたところに、私たちの「健康」があるはずです。

治すべきは「治す機能」

いまだ予防・治療法が確立できていない新型コロナウイルス感染症に対し、人体が持つ免疫力がカギとなることは、たくさんの学者が述べているとおりです。

しかし衛生環境が整い医療が進歩した現代社会では、多くの人々が細菌やウイルスの攻撃から〝隔離〟され、免疫力は鍛えられていない状態にあります。

このことは、感染症の問題だけにとどまらず、花粉症やアトピー性皮膚炎などアレルギー疾患の増加にも表れています。

自動化の推進（運動不足）と食事情の改善（飽食・過食・脂質過剰摂取）により、特に先進国は長寿社会になったとはいえ、必ずしも人々が健康で長生きしているとは言えず、むしろ老化に伴う認知症を恐れる事態となっています。

この認知症についても、脳内の免疫・炎症細胞の機能低下が関与することがわかっています。

現代になって増えてきた疾病に限らず、多くの病気は、人体の外から来るのではなく、人体の中にある修復機能が不十分であったり、失敗したりした場合であることが、実は、見落とされています。

つまり、治すべきは「治す機能（自然治癒力）」であることが多いということ。

その「治す機能」こそが、免疫と呼ばれるものです。

人間は、過去にさまざまな疾病を克服してきましたが、現代には現代ならではの健康上の課題が出現し、この現代特有の課題の克服には、いかに免疫力を衰えさせないか、トレーニング／プライミングするか、が密接に関係していると言えます。

免疫力を維持するためには、適切な運動やバランスのとれた栄養の摂取は、基礎レベルにおいて必須条件です。

その上で、免疫系に直結する核心的手段と言うべきものが要ります。

なぜなら、せいぜいヨーグルトやキノコを食べることが良いなどとされている程度では、これらの摂取で新興感染症や認知症に抵抗することは難しいからです。

一方、薬はどうかと言えば、副作用として免疫力を下げることはあっても、免疫力を高める薬剤というものはめったにありません。

薬は病気になってから個々の症状を改善するために用いるものです。

実際に医薬品を開発する場合には、具体的な疾患が想定されているわけで、疾患の起こる機構を研究して特定の因子が見つかったら、その因子を標的にした物質や方法を考えるのです。

現代はこのやり方がどんどん拡大する方向にあって、医薬品として分子標的薬という分野が大きな位置を占めるに至っています。

このようなやり方は、健康を維持することとは基本的に方向が異なっている、と思わざるを得ません。

なぜなら、ある疾患の症状を分子標的薬で抑え、見かけ上は治療できたとしても、分子1つを阻害したところで、生命とはさまざまなファクターが複雑に相互作用して成り立っているシステムであり、直ちに健康が取り戻せるかと言えば必ずしもそうはならないからです。

つまり健康とは、個体の全体的な状況を指していうのであって、単に特定の疾患が治った状態との間には、かなり乖離があります。

「現実問題として、健康な人体の機能に関する知見の大半は、病気に罹った患者や何らかの理由で機能を失った人を観察した結果から得られたものである。
これは誤解につながることが多い」

免疫学の権威、ミハル・シュワルツが、その著書『神経免疫学革命』の中で述べている言葉です。[*3]

要するに、病から健康への道を導き出そうとするのではなく、そもそも生まれながらに備わっている私たちの健康維持システムそのものを、改めて見つめ直す観点が大切なのではないでしょうか。

したがって私たちの健康維持には、核心的に自然免疫のトレーニング／プライミングに寄与する方法が必要なのです。

免疫は、たくさんの担当細胞の連携プレーの産物であって、ひとつの因子だけを抑制したり足したりして調節できるものではないことは、すでにおわかりいただけたと思います。

免疫を健全に動かすためには、生理的な状況で人体の持つ自然免疫機構が行っている方法を〝学ぶ〟ことが必要ですが、私たち研究チームは、その方法のうちの少なくともひとつが、ある細菌の成分による粘膜への刺激だということを突き止めました。

その物質LPSについて、次の第4章で詳しく説明します。

COVID－19と自然免疫

獲得免疫の立ち上がりが「遅い」――それが新型コロナウイルス感染症における特徴のひとつだとの発表が米国であったことは、「はじめに」の中でもご紹介しました。[*4]

病原体が体内に入ると、まずマクロファージなどを中心とする自然免疫が働く。次に1週間程度かかって獲得免疫が動き出し、抗体ができる。私たちの免疫システムは基本的にはそのような段取りです。

インフルエンザの場合なら、ウイルス自体の毒性が強く、曝露（体内に入ること）して感染するとすぐに、発熱、咳、鼻汁、筋肉痛など明らかな症状が出て、発症後2日から1週間で獲得免疫が立ち上がり、抗体ができてくるのが普通です（獲得免疫で抑え込めれば1週間〜10日で治癒。抑え込みに失敗すると肺炎が広がり、まれに死に至るケースも）。

インフルエンザにおける獲得免疫の立ち上がりがこのように早いのは、ウイルス自体の毒性が強いからでもあるのですが、しかし、いったいなぜ、新型コロナウイルスの場合は、抗体の発動が遅くなっているのか……。

このことに対して、国際医療福祉大学の高橋泰教授が、次のような見解を述べて

いることも、「はじめに」の中で併せてご紹介しました。[5・6]

「新型コロナは毒性が弱いために、生体が抗体を出すほどの〝外敵〟ではなく、自然免疫での処理で十分と判断してしまっているのではないか」

「獲得免疫が動き出すまでもなく、自然免疫で新型コロナウイルスを処理してしまい、治癒している場合が多い、という仮説を立てることができる」

などというものです。

私も同様に考えます。

現在、新型コロナウイルスの感染者が爆発的に増えている欧米に比べると、日本の感染者はそれほどではなく、ぎりぎりの低水準で推移しています。

とはいえ、日本は欧米のような厳しいロックダウンなどは実施していませんから、新型コロナウイルスへの曝露に極端な差があるとは思えません。

やはり、欧米との感染者数の大きな差をもたらしているのは、自然免疫なのではないかと考えられます。
日本の場合、新型コロナウイルスに曝露した人がたとえ他者を曝露させたとしても、多くが自然免疫で処理されている。軽症以上の発症比率は低く、それゆえ抗体陽性率も低くなっている。そういう見方ができます。

高橋教授は、「ＰＣＲ検査の陽性は、イコール新型コロナ感染や発症ではない」として、重篤者や抗体陽性者が少ないという点に注目すべきだ、とも述べておられます。すなわち、
ＰＣＲ検査では、体内で自然免疫によって処理されたウイルスの残骸にも陽性反応が出るため、こうした状態でＰＣＲ検査の陽性者全員を「感染者」として捕捉しても、適切な対策は講じられない。ゆえに、陽性者数に一喜一憂していても意味がなく、自然免疫による無症状割合や発症率、重篤化率などを精査すべきである――と。

前項で私も述べているのですが、人が罹る病気の多くは、人体の外から来るのではなく、人体の中にある修復機能が不十分であったり、失敗したりした場合であることが、実は往々にして見落とされがちではと思われます。

だから、治すべきは「治す機能」。すなわち免疫なのではないか、と書きました。

新型コロナウイルスの伝染力と毒性は、インフルエンザウイルスより弱く、体内に入り込んだとしても、多くの場合は無症状か、風邪の症状程度で終わりますが、曝露力（生体に入り込む力）のほうはインフルエンザウイルスより非常に強いとされます。

しかしそれでも、体に備わったマクロファージを中心とする自然免疫システムは、抗体を出すほどの敵ではないと見なして捕食、排除してしまうケースが大半であるとみられるのです。

「多くの人が新型コロナに感染しているものの、ほとんど自然免疫で治っている」

という仮説に立てば、では、そうした排除がなされない人のケースは何を意味しているのでしょうか。それはおそらく自然免疫の弱体化や不健全さの現れです。

自然免疫という第一次防御ラインをすり抜けられてしまった場合、その後、獲得免疫が発動しても、症状が進んで新型コロナウイルスを抑え込めない人が一部にはいます。中には、まれではありますが、サイトカインストームが起きてしまって死に至る人も……。

いずれにせよ、新型コロナウイルス感染症に負けないためには、一にも二にも自然免疫強化が肝要です。そしてその際、マクロファージの活動を常にサポートしているＬＰＳは、必須の存在です。

もちろん、インフルエンザ対策などにおいても同様なのは、言うまでもありません。

第４章　コロナ予防のカギを握るＬＰＳとは

■ＬＰＳは安心な自然成分

細菌の細胞壁に存在

すべての細菌は、グラム陰性細菌とグラム陽性細菌の2系統に分類されます。

この2系統は、デンマークの学者であるハンス・グラム先生が開発した細菌の染色法で染まるか染まらないかによって区別します。グラム先生の名前にちなんで、グラム陽性細菌・グラム陰性細菌と呼ばれています。

グラム染色で染まるか染まらないかは細胞壁の構造により、その構造の違いは2系統の菌の違いを明確に示すものなのです。

さて、ＬＰＳは、グラム陰性細菌の細胞壁の外側に存在している物質です。グラム陽性細菌には存在しません。

ＬＰＳは、糖と脂質が結合した構造をしているので、日本語では「糖脂質」ある

LPSは「グラム陰性菌」の細胞壁にある！

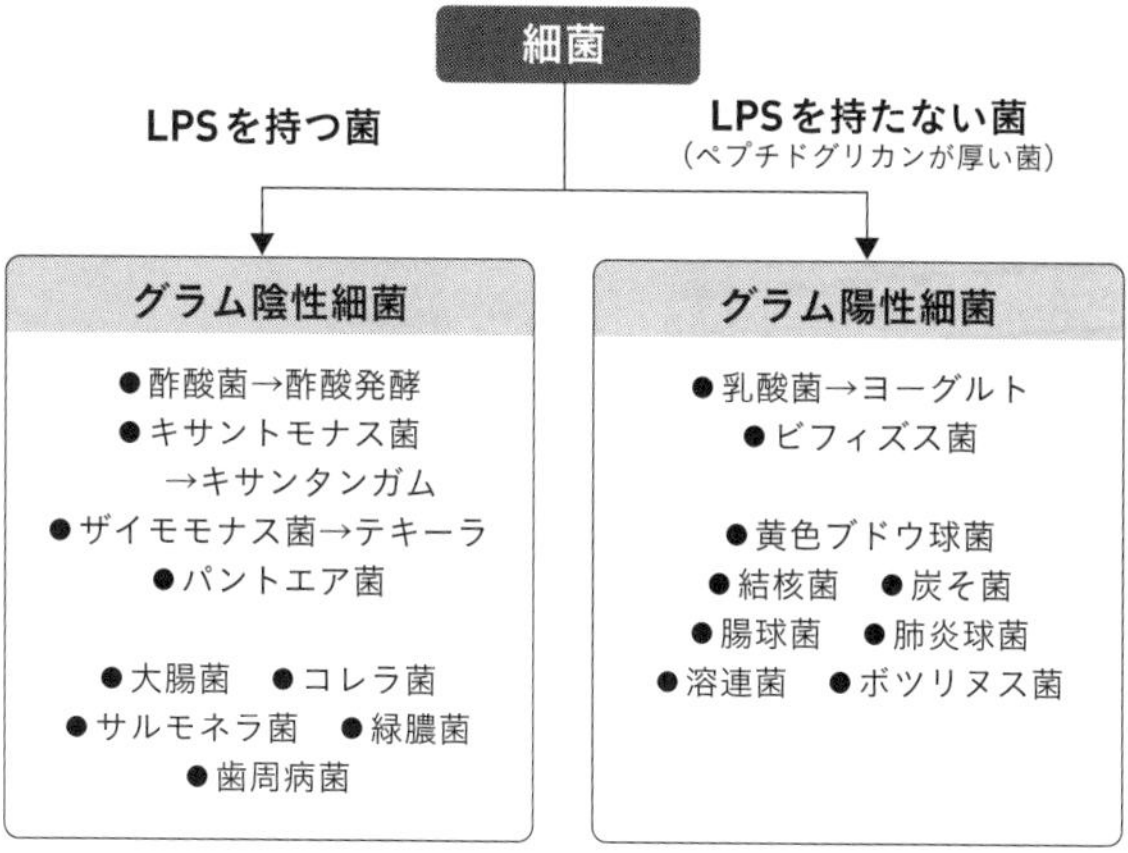

いは「リポ多糖」と呼ばれ、英語では「リポポリサッカライド（Lipopolysaccharide）」、略して「ＬＰＳ」と呼ばれます。

　糖部分は水溶性、脂質部分は油溶性ですから、ＬＰＳは両方に馴染む、いわゆる両親媒性の物質ですが、通常のＬＰＳは、どちらかというと油より水によく溶けます。

　もちろん、グラム陰性細菌の中には、有用な菌も病原性の菌も含まれます。

　たとえば、グラム陰性細菌のうち、有用な菌としては酢酸発酵に使われる

LPSでマクロファージがパワーアップする

ウサギ肺胞マクロファージ

LPS(100ng/ml)で 15分刺激した
ウサギ肺胞マクロファージ

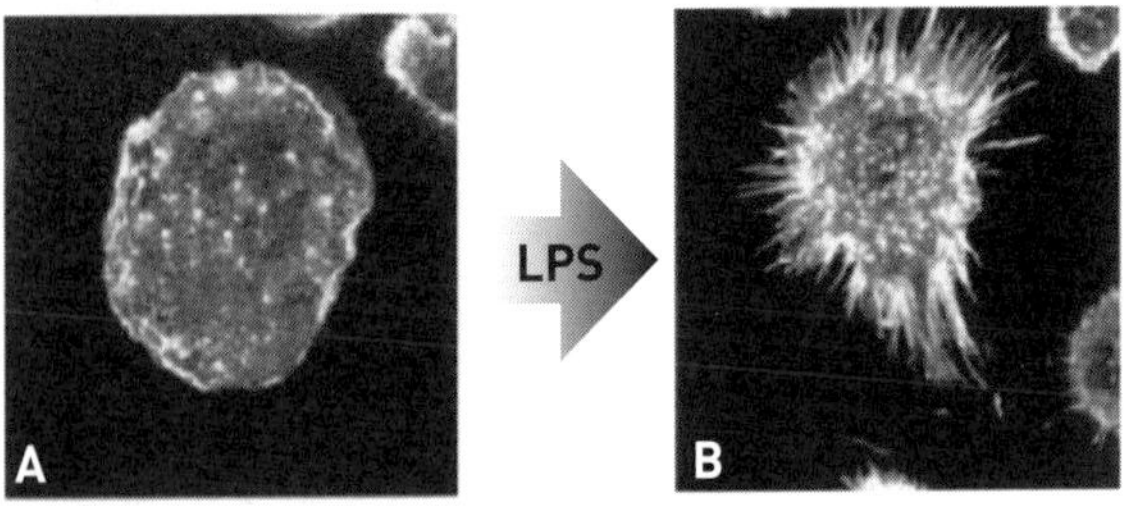

※写真は、J. Immunol 168:1389 1396(2002)より改変

酢酸菌、テキーラの発酵に使われているザイモモナス菌、食品増粘多糖であるキサンタンガムを産生するキサントモナス菌、食用植物に共生しカビの繁殖を抑えるパントエア菌などがあります。

一方、病原菌として知られているコレラ菌、サルモネラ菌などもそうです。

しかし、病原性の有無は、ＬＰＳとは関係ありません。

一例を挙げるなら、サルモネラ菌のＬＰＳだけを取り出して食べたとしても、まったく食中毒にはならないのです。

参考までに、グラム陽性細菌にも、有用な菌と病原性がある菌がいますが、その有用な菌の代表株が乳酸菌です。グラム陽性細菌における病原性の菌としては、黄色ブドウ球菌、結核菌などがいます。

マクロファージの活性化を制御する働き

ＬＰＳの最も良く知られている能力――すなわち生物活性は、マクロファージの活性化制御です。

マクロファージは自然免疫の中心的細胞で、体中に存在しており、細菌やウイルスから身体を守ったり、傷の修復を助けたり、新陳代謝の調節……などに欠かせない働きをしていることは、すでに第2章でお話ししました。

したがって、マクロファージの活性化を制御するＬＰＳは、感染防御、創傷治癒、代謝調節の機能を高めます。

ＬＰＳを経口的に摂取すると、マクロファージの貪食能が増強することを、我々はこのようなマウス実験で見出しています[*1]。

細胞壁の外側にぎっしり並ぶLPS

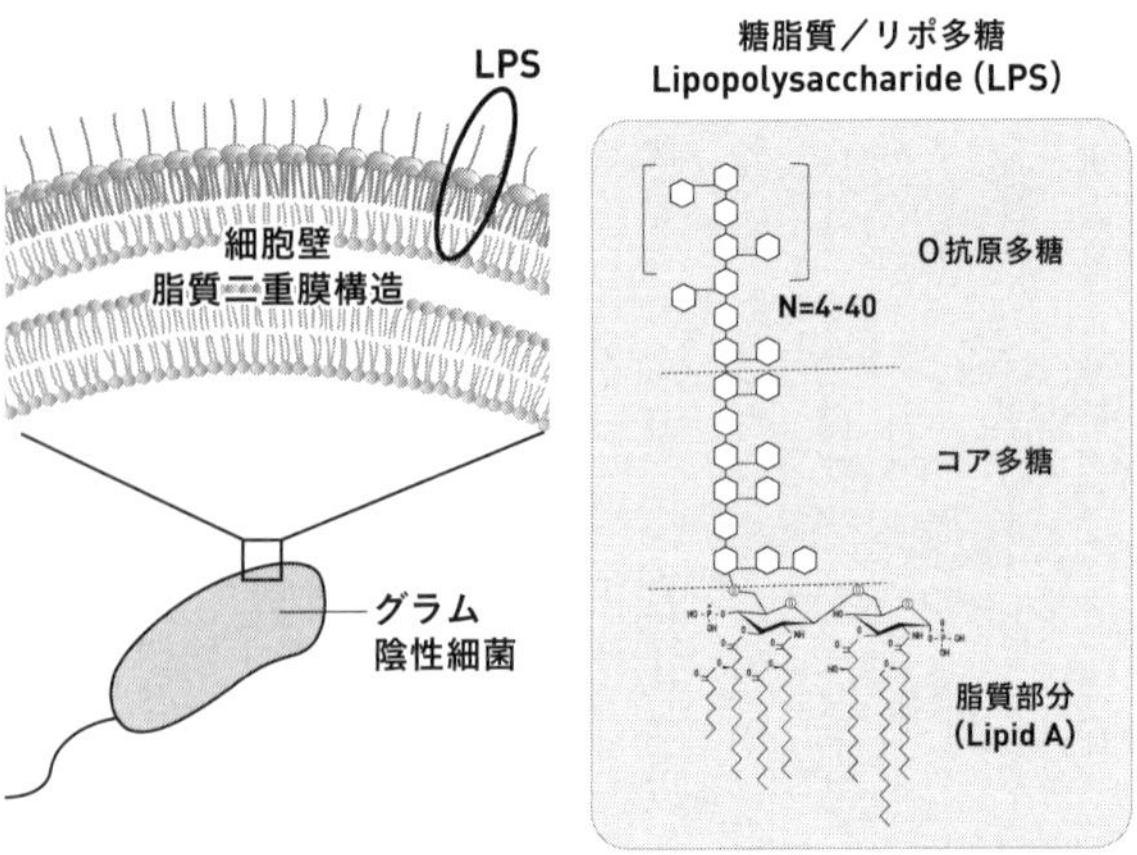

まず1週間マウスにＬＰＳを飲水として与え、7日目に腹腔内のマクロファージを回収してきました。次に、このマクロファージに異物として蛍光ラベルしたラテックスビーズを食べさせ、フローサイトメーターという細胞ひとつひとつを解析する装置を使って、ラテックスビーズを食べたマクロファージを解析しました。

その結果、1日に体重1キロあたり10マイクログラムのＬＰＳを摂取することで、腹腔マクロファージの貪食が高まることがわかりました。

１００マイクログラム、１０００マイクログラムの摂取でも、貪食が高まりました。

魚のコイにＬＰＳ入りの餌を食べさせる実験も行っており、１日に体重１キログラムあたり5～20マイクログラムの摂取で、頭腎（魚の最大の免疫器官）のマクロファージの貪食能が高まることを見出しています。[*2]

具体的には、ＬＰＳがどのようにマクロファージを制御するのか。それは次のような仕組みです。

マクロファージの細胞表面には、いろいろな物質をキャッチするためのレセプター（受容体）が多数存在しているのですが、その中の「ＴＬＲ－４」というレセプターがＬＰＳをキャッチします。[*3]

「ＴＬＲ－４」にＬＰＳが結合すると、細胞内の核にまでシグナルが伝達されて、核の中の遺伝子発現が変化し、マクロファージが活性化するのです。

こうして活性化したマクロファージは生体の恒常性維持に大変有用性が高いわけです。

哺乳類の自然免疫において、この受容体「ＴＬＲ」（トル様受容体／Toll like receptor）の存在が見つかり、その働きにスポットが当たったのは１９９８年のことで、比較的新しい発見です。

ＬＰＳの受容体「ＴＬＲ－４」に関しては、２０１１年にノーベル生理学・医学賞を受賞したボイトラー博士の研究で明らかにされました。

ＬＰＳに対する受容体の存在は、今では普通に受け止められていますが、バクテリアの成分、つまり異物であるＬＰＳに特異的な受容体が人間の体に準備されている——などということは、想像できなかったことです。

この発見以降、健康を維持する重要な機構としての自然免疫への関心が高まり、研究者の参入が増え、分子レベルでの研究が急速に進みました。

マクロファージを活性化して自然免疫を強化

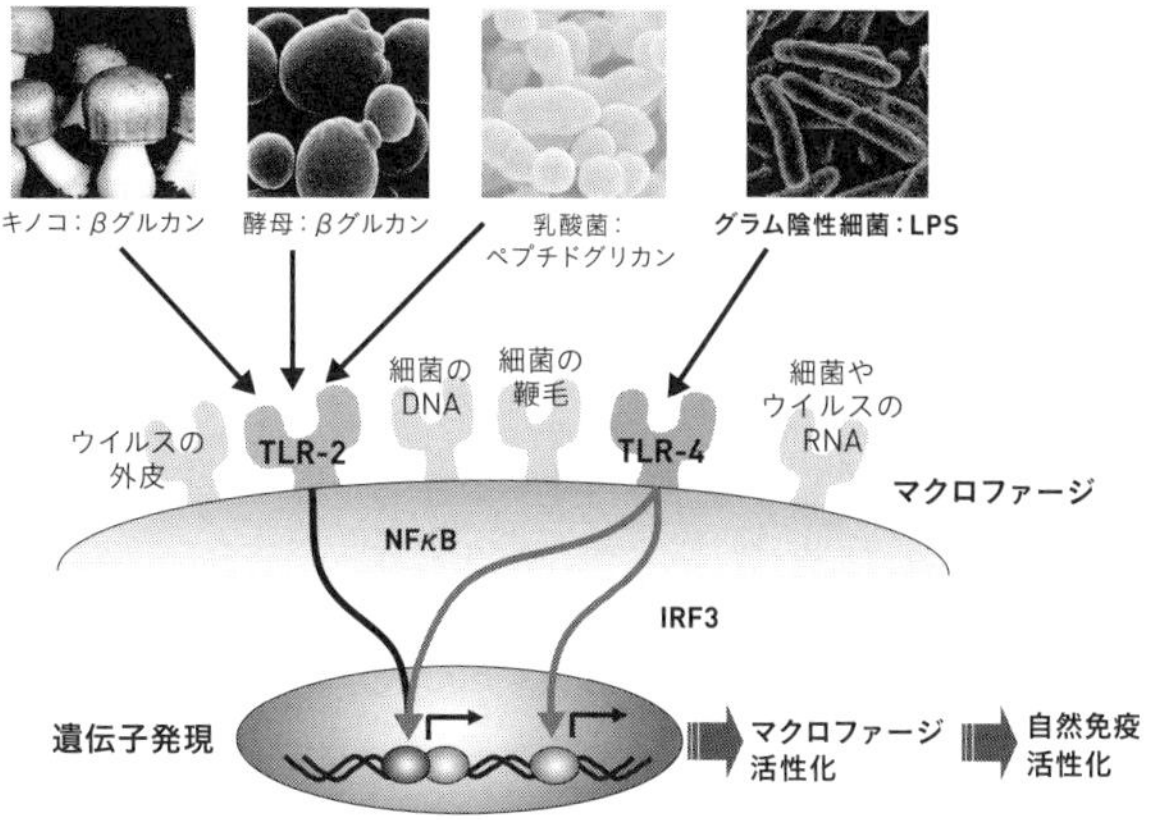

それに伴い、いわゆる病気を逃れる免疫というシステムを超えて、自然免疫の異物識別に対する仕組みの理解が進み、その生理的意義についての認識が大きく変わってきました。

現在までの研究成果を踏まえると、体に備わっている複雑なＬＰＳ受容体システムは、生体の恒常性維持で選ばれたＬＰＳのために作られたもの、と考えるほうが正しいと思われます。

ちなみに、「ＴＬＲ」はヒトでは10種類ほど見つかっており、乳酸菌やキノコ、酵母の成分（ペプチドグリカンやβグルカンなど）は、「ＴＬＲ－２」というレセプターに結合してマクロファージを活性化します。

よくヨーグルトやキノコ等を摂取すれば免疫が上がるなどと言われているのは、こういうわけなのですね。

ただし、これらペプチドグリカンやβグルカンが、ＬＰＳと同程度にマクロファージの活性化を制御するには、ＬＰＳの１０００～１万倍の量を必要とします。

この数字の比較からも、いかにＬＰＳの活性化能が強いかが、わかります。

機能性食品素材としての価値

グラム陰性菌は、皮膚、口腔、腸管、土、植物など、あらゆるところに存在しています。

ということは、ＬＰＳは私たちの身近に存在している物質だということです。

ＬＰＳは、口から入っても、皮膚についても、毒性がなく安全な物質です。

ＬＰＳを１日に体重１キログラムあたり10マイクログラム程度与えたマウスでは、マクロファージの活性化が起き、病気の予防改善などの効果が出ましたが、その数万倍を食べさせても毒性はみられません。[*4・5]

腸内の細胞や皮膚の細胞などにとっては、ＬＰＳがあることが普通の状態で、不足すると免疫力が低下します。[*6]

ＬＰＳは、これまでにない新しい機能性食品素材として評価する価値が十分あると言って良い物質なのです。

食用植物では、穀類、野菜、海藻などに多いＬＰＳ。

細菌はもともと土壌にいるので、土壌の細菌（とＬＰＳ）は、根菜にはもちろん、葉野菜、穀類にもたくさんついているわけで、海の中の海草にもついているのです。

食用植物についている細菌は食べる前に加熱すれば殺菌されるとしても、細菌の成分であるＬＰＳは残り、自然摂取されます。

昔から健康に良いとされてきた玄米もＬＰＳが豊富です。

穀類では細菌が表面ほど多く共生する関係上、ＬＰＳは外側に多くなります。だから精白米より玄米のほうが、精製した小麦粉よりも全粒粉のほうが、ＬＰＳの量は多いのです。[*7・8]

また、ソバの種子にグラム陰性細菌が多く含まれていると、発芽する時にカビが発生しにくくなることが報告されています。

さらに、植物の種子に、グラム陰性細菌がある程度多く存在することが、次世代生存に必須な条件と思われます。これは、ほかのイネ（米）、コムギ、大豆などの種子にも言えることだと考えられるので、種子には多くの共生細菌が次世代に渡るように保管されている優れた仕組みがあるのだろうと想像できます。

植物共生細菌が多ければ、当然ＬＰＳ含量も増えます。

我々研究チームは以前、人々の口に届く一般の食品にどのくらいグラム陰性細菌が利用されているか（つまりＬＰＳを含有する食品なのか）を、調べてみたことがありました。

それによると――。

醸造酢、カスピ海ヨーグルトの製造に欠かせない酢酸菌（Acetobacter）や、テキーラ、ナタデココ、キサンタンガム等の製造に使用されているザイモモナス（Zymomonas）、キサントモナス（Xanthomonas）は、グラム陰性細菌です。

タイのサラパオやフィンランドのライ麦パンのような発酵食品でも、グラム陰性細菌が製造過程の発酵の一翼を担っている例が確認されました。

そして我々は、実際に酢酸菌にＬＰＳが含まれていることを見出しています。

また、多くの食品・漢方薬にはＬＰＳの存在が明らかなことから、製造過程でグラム陰性細菌が利用されてきた食品も多いと思われました。

実際、我々がいくつかの市販の野菜粉末、健康食品、漢方薬に含まれるＬＰＳ量

LPSをとるなら白米よりも断然玄米

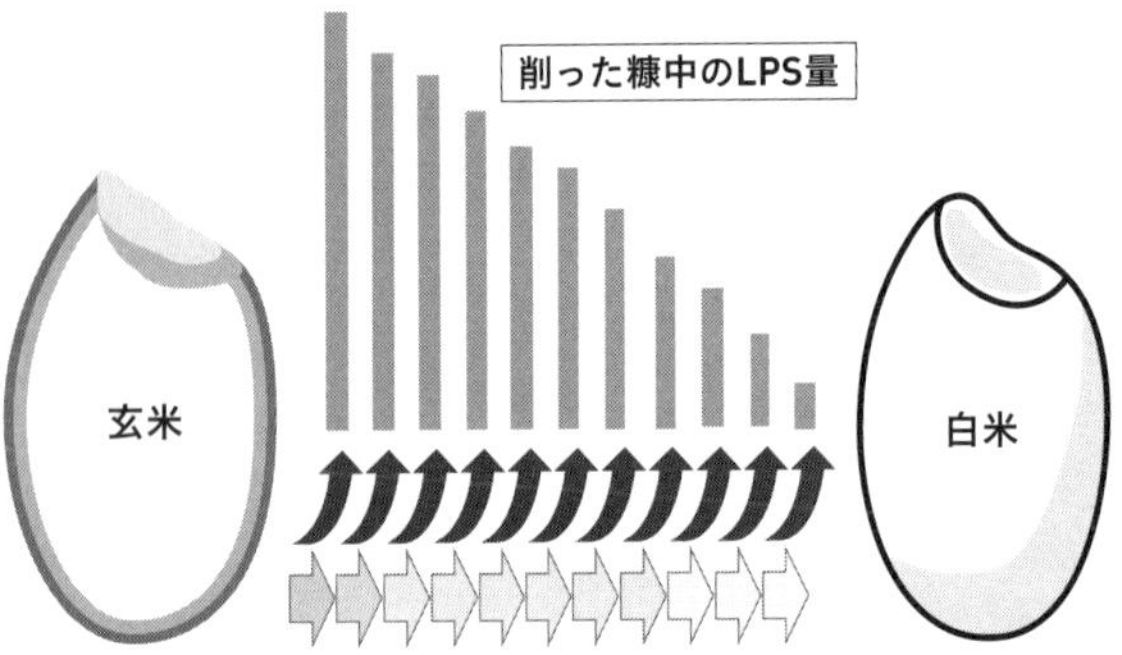

を測定してみたところ、1グラムあたり0・16〜600マイクログラムに達するLPSの存在を認めました。[*9] 小麦ふすまや胚芽を含む健康食品の1日摂取量を、これで計算すると132〜180マイクログラムとなります。

漢方薬「十全大補湯《じゅうぜんたいほとう》」については、自然免疫を制御する有効成分がLPSであるという論文も出ています。[*10]

漢方薬にLPSが多く含まれている例が多いのは、共生細菌との密接な共生圏を作っている植物の根や皮を材料に使っていることや、農薬を使わない努力をしていることなどから、LP

Ｓが多いのではないかと推定されます。

いずれにせよ、含有ＬＰＳが、その漢方薬の効果に働いている可能性は十分あると考えられます。


さらには、キサントモナスから製造される増粘素材であるキサンタンガムは、ＦＤＡ（米国保健機構）から食品素材として認可され、幅広く食品に利用されていますが、これにもＬＰＳが相当量含まれることを我々は見出しています。

パントエア・アグロメランス菌が導いてくれた

今から30年ほど前のこと。

我々研究チームは、食品に含まれるマクロファージ活性化物質を、経口または経皮投与でスクリーニングしていたところ、小麦粉にマクロファージ活性化物質が含まれることを見出しました。

そして、この物質こそ、小麦常在性細菌であるグラム陰性細菌のパントエア・アグロメランス菌に由来するLPSだったのです。

これをきっかけにLPSの経口・経皮投与が、高脂質血症、糖尿病、感染症の発症予防、アトピー性皮膚炎の発症予防等に有用なことを見出しています。

その後、LPSを受け入れるマクロファージの受容体がボイトラー博士により発見されたことで、活性化のメカニズム研究を進めることができました。

健康はいかにすれば維持できるのか?

私たちの研究は、このようなシンプルな疑問が基になって始まったものです。

そして、これを達成する上で重要な意義を持つのは、日々口にする食事であると考えました。

食事を構成する食品には、栄養としての機能(1次機能)、味やにおいなど(2次機能)のほか、3次機能として、健康の維持や疾患の予防に有用な成分、という

人間の歴史と病気の登場

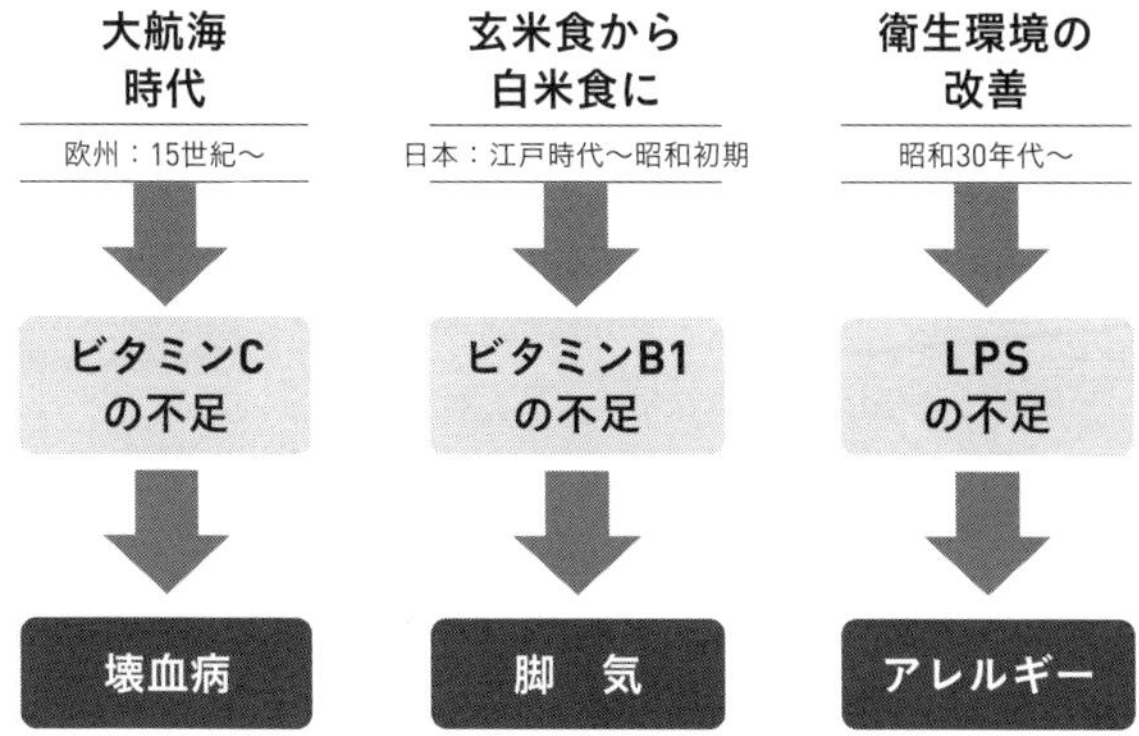

のがあります。

健康維持に関する役割については、この３次機能がもっと重要視されるべきであり、食品に含まれる成分の中には、健康を維持するために必要な物質がきっとあるはず……その追究が、強いモチベーションになりました。

パントエア・アグロメランス菌について言えば、この菌は植物の生育に欠かせない窒素固定やリンの固定をするなどの働きをします。世界各地の小麦に付着しているばかりか、米やサツマイモ、リンゴやナシなどの多くの植物に存在することから、広く植物に共生する細菌であると考えられます。[*11]

また、ヨーロッパやアメリカで昔から人々に親しまれて食べられている発酵ライ麦パンは、製造工程でまずパントエア・アグロメランス菌が増え、乳酸の発酵に必要なビタミンである葉酸が供給されていることが知られています。[*12]

さらに、ヨーロッパでは、パントエア・アグロメランス生菌の経口投与でも安全性が高いことが示され、これをリンゴやナシの果実のカビによる病気を防ぐバイオ製剤として利用しています。

以上のことからも、パントエア・アグロメランス菌は人間にとって食経験が長い、安全なグラム陰性菌であることがわかります。

LPSは免疫ビタミンとして働く

LPSは私たち哺乳類等の真核生物は持たず、細菌だけが持つ成分です。

そして、LPSは我々の生体恒常性を維持する上で重要な機能を果たす環境因子のひとつです。

その働きは、まさにビタミンに似ているとも思われることから、我々研究チームは、ＬＰＳを〝免疫ビタミン〟として位置づけられるのではないかと考えています。ＬＰＳの発見過程やその機能は、まさにビタミンと称しても差し支えないからです。[*13]

前項のパントエア・アグロメランス菌の例をとってもわかるとおり、はるか昔から人々は意識せず、食品を経由して相当量のＬＰＳを経口的に摂取していると思われます。

ＬＰＳが日常的に経口摂取され、ヒトが長い食経験を持つことは明らかです。

それにもかかわらず、ＬＰＳが私たちの健康に貢献していることはずっと知られないままでした。

そのような物質の先例として、ビタミンを挙げることができるのです。

実際ビタミンの発見には、次のような経緯があります。

歴史をひもとくと——、ヨーロッパの大航海時代、長い船旅で野菜や果物由来のビタミンCの摂取が不足して、多くの船乗りには壊血病という病気が生じました。また日本では、玄米食から白米食になった江戸時代後期から、ビタミンB_1が不足して脚気という病気が発生しました。

どちらも当時、人々はビタミンという物質の存在を知らないため、それら病気の原因を突き止めるにはずいぶん時間がかかりました。

壊血病の原因究明は、野菜や果物を食事で食べていた上級の船員には発症しなかったことがヒントになり、日本の脚気については、日露戦争の際、麦飯を導入していた海軍に対し、白米を食していた陸軍に脚気患者が集中していたことが糸口になりました。その後、鈴木梅太郎が米ぬかからオリザニン（ビタミンB_1）を発見するに至ります。

このようにビタミンは、知らずに人は食事から摂っていたものの、欠乏した食事により病気が発症してから、ようやくその健康維持に欠かせない成分として発見された歴史があるのです。

ＬＰＳについても、最近までその存在が知られていませんでしたから、この点、ＬＰＳの有用性の認知は、ビタミンの発見とよく似た経緯を持っています。

ビタミンは、生体機能の維持に必須の成分で、食事や腸内細菌から供給される外来性のものです。

ＬＰＳも、免疫力維持（感染防御、免疫バランスなど）に必要な、生体が選択した外来性の成分です。

〝ＬＰＳは、まさに免疫にとってのビタミンであり、免疫に関係するビタミン〟――。

我々がそう思う理由に、次のような３つの「ビタミンの定義」というものがあります。

①生物の生存・生育に必須な栄養素で、不足すると疾病や成長障害が起こる。
②体内で作ることができないので、外部から取り込む必要がある。
③炭水化物・タンパク質・脂質以外の有機化合物である。

ＬＰＳはこうしたビタミンの定義にも、ぴったり当てはまります。
この点からも、ＬＰＳは〝免疫のビタミン〟とも言える物質なのです。

生理的作用を示すＬＰＳ

ビタミンとして考えるなら、ＬＰＳは当然生理的な作用をしなければならないわけですが、ＬＰＳはたとえば次のような作用も示します。

食事に含まれるＬＰＳを摂取したら、小腸にたどり着きます。
小腸の陰窩（細い毛が密集した内膜）には、腸上皮細胞であるパネート細胞が存在。このパネート細胞は「ＴＬＲ－４」受容体を有し、ＬＰＳと結合してβディフェンシンなどの抗菌ペプチドを産生します。

複数種類の抗菌ペプチドは腸内の細菌の増殖を制御しているのですが、特に病原性細菌を選択的に抑制していることが報告されています。[*14]

また、腸内細菌にグラム陰性菌がいるので、ここからもＬＰＳが供給されています。ちょうど、ビタミンＫやビタミンＢ群が腸内細菌から供給されているのとよく似ています。

この腸内細菌からの供給を遮断すると、ひどいＬＰＳ不足が起こることになります。

抗生物質を摂取した場合、腸内細菌、特にグラム陰性細菌が減り、したがってＬＰＳの供給が大幅に低下します。

長期に抗生物質を投与することが引き金となって、薬剤耐性菌のＭＲＳＡ（メシチリン耐性黄色ブドウ球菌）やＶＲＥ（バンコマイシン耐性腸球菌）が発生し、院内感染症として問題になることもあります[*15]。

通常こうした薬剤耐性菌の増殖は、今お話ししたように、小腸のパネート細胞から産生される抗菌ペプチドにより、抑制されるようになってはいるのです。

しかしながら、抗生物質はグラム陰性細菌を減らすので、腸内のＬＰＳも減らしてしまいます。そのため抗菌ペプチドの供給が低下し、その結果、ＶＲＥなどが増加して感染症の危機に陥ってしまいます。

マウス実験で、抗生物質の投与により抗菌ペプチドと免疫力が低下して、腸管から体内への細菌の侵入数量が増加することが明らかになっています。

それゆえに、抗生物質を投与する時には、ＬＰＳ不足で免疫力の低下を起こさないように、ＬＰＳを補うことを我々は推奨しています。

避けるべきはＬＰＳ不足！

グラム陰性細菌やＬＰＳは、これまで食品素材として意識されていませんでしたが、実際には、知らずして生体恒常性の制御や免疫増強などの多大な利益を、私たちはそれらから得ていた（得ている）と考えられます。

これを裏づけるように、近年、特に先進国でアレルギー疾患が増えています。これは、都市化により衛生環境が整い、細菌成分、とりわけＬＰＳの自然摂取が減ったことが原因だということがわかってきました。[*16]

土壌にも多いグラム陰性菌（ＬＰＳが含まれています）は、乾燥して舞い上がるなどにより空気中にも存在します。しかし、コンクリートやアスファルトが地面を覆い、土との触れ合いが減少している都市環境では、人々がＬＰＳに曝される機会が減少しています（アトピー性皮膚炎や花粉症などのアレルギー疾患発症とＬＰＳの関連性については133ページを参照）。

それでなくとも現代においては、グラム陰性細菌の存在がどんどん脅かされ、LPSが不足している状況が続いています。

たとえば作物の栽培に、今は化学肥料を使うことが多くなっていますが、そうすると細菌の種類が偏り、農薬を使った場合は細菌が死滅します。

こういったことから、近年野菜についているLPS量は減っているのです。

自然の力に頼らない農業が、野菜本来の力も弱くして、ビタミンやミネラルが昔よりずいぶん少なくなっているとも言われます。


ヒトが長期にわたり無意識に摂取(暴露)してきたグラム陰性細菌やLPSは、生体恒常性の維持に確実に必要なもの。そういう認識が、人々の間でどれくらい共有されているか、疑問です。

けれど、認識が低いままで、今後もLPS摂取の減少が続くならば、問題はアレルギー疾患だけにとどまらず、原因不明の病気が新たに生まれてこないとも限りません。

現に今、私たちは新型コロナウイルス感染症という未知の恐怖に向かい合っています。

その予防としては、何よりも体の免疫力強化をはかることが第一だと、かまびすしく喧伝されていますが、その免疫の中心を担っているのはマクロファージであり、それを力強くサポートしているのはＬＰＳです。

つまり、ＬＰＳこそコロナ予防のカギなのだということに、ここまで本書を読み進めてくださった読者の方は気づけていただけたと思います。

望ましい対策として

そもそもＬＰＳは、数億年前に単細胞動物から腸管を分化させて発生した多細胞動物の時代から、細菌の情報分子として細胞動物が選択したと推定でき、少なくとも人類は、その誕生時点からすでに、ＬＰＳとともに存在していたと考えられます。

免疫を高めるという効能を持ち、生命維持に有用で必須であればこそ、人体は外来性のLPSをあえて取り入れたはずで、この関係性はできるだけ大事に保っていかなければならないことは言うまでもありません。

そのためのキーワードとしては、やはり「薬食同源」であり「日本の伝統食の知恵」、あるいは「温故知新」といったことではないかと思うのです。

たとえば日本人は昔から海藻類のワカメやコンブなどを食してきていますが、これら海藻類にはLPSが多く含まれています。それはなぜかというと、海水は陸上の栽培のように農薬などが使われない分、もとの自然に近い細菌との共生圏を持っていることと関連している可能性があるからです。

それに比べて地上の作物はどうでしょう。さきほど野菜類のLPS低下について触れましたが、農薬の大量散布などの問題以外にも、優性遺伝の種子だけを用いる耕作方法の広がりによって、土壌はどんどん痩せてきています。

さらには、おびただしい食品添加物の使用や、それに食生活の西洋化（高脂肪摂取など）により、マクロファージを中心とした生体防御システムの弱体化は否めません。

これらの改善には、まずはできるだけ意識してＬＰＳを多く摂ることです。

可能な限り無農薬の野菜、海藻類、玄米、納豆、味噌汁……。

それらで作る日本の昔ながらの食事を心掛けることがポイントになります。

江戸時代の日本人はＬＰＳの多い玄米食が基本でしたから、現代人の10倍ものＬＰＳを食べていたと予想できます。言い換えれば、現代人のＬＰＳ摂取量は彼らの10分の１しかないわけですね。

最近、日本の産業界においても、ＬＰＳの価値に注目しているところが増えています。

たとえば「金芽米」もそのひとつです。

これは、精米の際に、食感がモゴモゴする玄米の糠部分殻を削る一方、玄米が持つ栄養部分（亜糊粉層）を白米側に残すという新技術で作られた画期的なお米で、従来の精製白米に比べて数倍多くのLPSが含まれています。[*17]

すなわち、現代の知見と視点で古いものから大事なものを発見する「温故知新」の知恵が、ここにあります。

LPSのサプリメントも各種出ていますから、忙しい人はそれらを利用してもよいかもしれません。

いずれにせよ、現代人にはLPS摂取による早急な免疫対策が求められます。

LPSの安全性にまつわる誤解を解く

LPSは、口から入っても、皮膚についても安全な物質です。

むしろ自然免疫の活性化に貢献しています。

お米や野菜などの食物についているLPS。腸内細菌にもあるLPS……。ですから腸内の細胞や皮膚の細胞にとっては、LPSがあることが普通の状態であり、不足すると免疫が低下することはすでにお話ししました。

ＬＰＳは、私たちの健康維持には欠くことのできない大切なマクロファージ活性化物質です。

ところが、ネット検索してみると、ＬＰＳは「内毒素」だと記載されていることがあります。

それは、ＬＰＳを注射した実験、あるいは感染で体内に持ち込まれた場合に、全身性の急性炎症が起こることに由来しています。

経口・経皮の自然摂取では、ＬＰＳにまったく毒性はありません。

念のため、内毒素についての説明をしておきます。

内毒素という名前は、コレラトキシン（トキシンは毒の意）などの分泌型毒素（外毒素）に対して、細菌の内部にある毒素としてつけられているものです。

しかし、この両者の〝毒素〟には大きな違いがあります。

前者の外毒素は、生体物質に構造が類似しているので、体内で過剰に作用したり、生体での働きを止めてしまうために、害になる物質です。

一方、LPSを内毒素と呼ぶのは、かつてコレラ菌の菌体（LPS、核酸、ペプチドグリカン等を含む）を静脈注射すると、全身性の炎症反応（発熱、下痢、嘔吐、低血圧などのショック症状）が誘導されるためです。そのことから、菌体内にある毒素（内毒素）と呼ばれたことに端を発しています。

その後、内毒素の原因物質が探索され、最も免疫活性化効果の高いLPSが、内毒素の本体として注目されてしまったのです。

ただし、正確を期すために言いますと、LPSを直接、血液の中に注射したならば、確かに強い炎症が起こります。

これは、血液の中の免疫細胞は、LPSと出合うと、入るべからざるところに病原菌がいると捉えて、強力に排除するための炎症を起こすからです。

ＬＰＳ研究の歴史の中で、この血液中での炎症作用が先に知られたため、ＬＰＳにはエンドトキシン（内毒素）という別名が、いまだに残っているくらいです。

そもそもＬＰＳは注射する物質ではないのです。

日常的に口にしている食品の成分、たとえばカリウムなどや、いつも摂っている味噌・醤油にしても、注射すると非常に危険です。

ＬＰＳを注射して全身性に炎症が起こる状態は、生理的状態とはかけ離れた病的な状態で、それは生体防御（免疫）系が破綻して血液中に細菌がいる、つまり敗血症のモデルにほかなりません。

たとえば、ＬＰＳ受容体の欠損したマウスに、サルモネラ菌をわずか１０００個程度腹腔内に投与すると、侵入細菌の排除ができず、細菌が全身性に移行し死亡します。*18

ヨーグルト等を作る乳酸菌にも、ＬＰＳと類似の作用を持つ免疫活性化物質のペプチドグリカン、核酸などが含まれていますが、量的な違いはあるものの、これらを注射しても、エンドトキシンショックの原因となる炎症反応を起こすことが現在わかっています。

こうしてみると、注射という特殊な現象のみからＬＰＳの活性を評価して生まれた内毒素という指摘は、ＬＰＳの生理的機能を見誤ることとなります。

しかしながら、どうしたわけか、いまだにＬＰＳは「内毒素」だとして悪役にされることが時折あるのは残念なことです。

だいたい多くの免疫賦活物質の中で、ＬＰＳのみが有害物質であるとは考えにくいのです。

たとえば、同じ免疫活性化物質の仲間である乳酸菌。有害物質のイメージはありません。けれども、血管内に、ある量を注射すると、ＬＰＳと同様なことが生じます。ＴＮＦ－αやＩＬ－１β等の炎症性サイトカインが産生され、低血圧等の、いわゆるショック状態が誘導されるのです。

乳酸菌のペプチドグリカンの受容体はＴＬＲ－２であり、グラム陰性細菌のＬＰＳはＴＬＲ－４を受容体としているわけですが、ＴＬＲ－２とＴＬＲ－４の受容体からの細胞内シグナル伝達は極めて類似の炎症性サイトカイン誘導を引き起こすので、誘導に必要な量的な差はあるにしても、乳酸菌の注射によって誘導される現象は、ＬＰＳとさほど変わりません。

注射剤やカテーテル、注射針は、細菌由来の分子が血管内に入る可能性を排除しなければなりませんが、ＬＰＳが有害物質として位置づけられるとするならば、それは血管内に入る時のみであり、その意味では乳酸菌も本来は同じカテゴリーになります。

しかし、最も微量で免疫賦活作用があるのはＬＰＳです。しかも環境に普遍的に存在しています。それゆえに、ＬＰＳは有害物質であるとの情報が、正しい認識がないままに強調されてしまったと考えられます。

毒素は、生体に類似した物質であり、生体の機能を過剰に変化させるがため、毒性を示します。

一方、動物は、常に接していた細菌の情報分子として、ＬＰＳの特異的受容体を進化の過程で準備しました。

細菌の増殖に適した恒温動物であるほ乳類では、特に高感度な受容体に進化させました。

つまり、トキシン（毒）とは違い、生体が有用な環境情報分子として選んだもの――それがＬＰＳなのです。

傷口とLPS

では、胃腸や皮膚に傷口があった場合はどうでしょうか。

傷口から血液中に入って、炎症が起こることがあるのでしょうか。


結論から言うと、傷口から血液中にＬＰＳが移行して全身性の炎症を誘導することはとても難しいです。


すでに述べたように、ＬＰＳはグラム陰性細菌の細胞壁の外膜に存在する成分で、糖と脂質でできています。すなわち、多糖と脂肪酸等が結合したものに過ぎず、経口的に摂取すれば毒性はないものです。

体の中には、脂肪もあれば、脂質と結合するタンパク質（代表的な例としては、コレステロールを運ぶＬＤＬなど）も存在します。

ＬＰＳの活性中心でもある脂質部分は、脂肪にトラップされ、かつ不活性な状態になります。このことは、血液にＬＰＳを混ぜた後、ＬＰＳの量を測定しようとしてもうまく検出できないことでもわかります。[*19]

当然ながら強い生物活性もありません。

ＬＰＳが血液あるいは臓器に運ばれて、全身性の炎症を誘導するためには、生きたグラム陰性細菌の介在が必要です。

生きた菌が体内に侵入し、弱った免疫の目をくぐり抜けて大量に増えた時に、（脂質結合タンパク質では抑制できないぐらい）多量のＬＰＳが、生物活性を保った状態で放出されます。

生きた細菌が著しく増殖しない限り、たとえ傷口周辺にＬＰＳが存在しても、それが炎症の原因になることはまずないと言ってよいでしょう。

リーキーガットとLPS

腸は、食物の消化と栄養素の吸収を行う器官ですが、消化吸収されなかった食物成分、常在細菌、病原菌など、非常にたくさんの雑多な物質が通過あるいは滞留するところです。

したがって腸壁には、必要な栄養素を吸収しつつも、体の中に入れてはいけないものをブロックするという特別なバリアシステムが存在します。

このバリアシステムは、物理的には、腸壁を作っている上皮細胞が担っており、上皮細胞の間隙は「タイトジャンクション」というタンパク質からできている巧みな構造がぴったりシールしています。

このバリアには、上皮細胞からムチンのような粘性のある糖タンパク質や、病原菌を寄せ付けないための抗菌物質が出ています。

しかし何らかの原因で、この「タイトジャンクション」のシールが緩むと、バリアシステムが破綻し、腸内にあるべきものが上皮細胞間の隙間をすり抜けて、体の

食べ物や細菌が体内に漏れ出るリーキーガット症候群

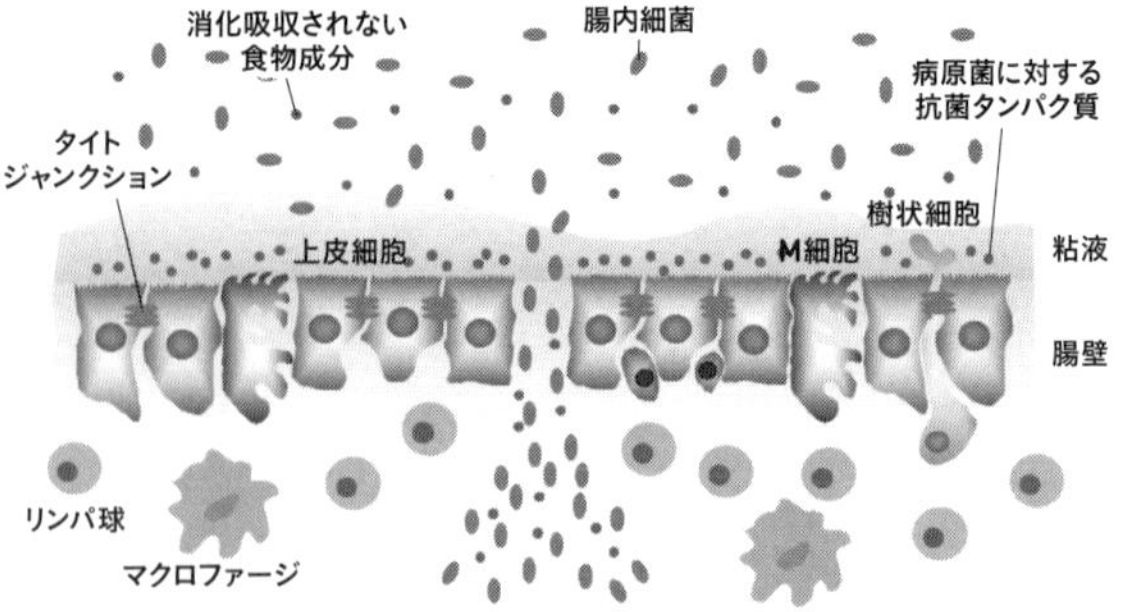

リーキーガット：上皮細胞の間に隙間ができる

細菌や食物成分が臓器や血管へ移行、
炎症や食物アレルギーの引き金となる

中に入っていきます。

この現象を「リーキーガット（漏れる腸）」と呼びます。

リーキーガットになると、食物成分や細菌が腸管から体の中内部に漏れていきます。

腸管では無害に存在する食物成分は、体の中では外来異物と認識されて抗体が作られ、抗体ができることが食物アレルギーのきっかけとなります。[*20]

また食物成分や、腸内では仲間としての位置づけの腸内細菌も、体の中に移行すると、免疫系から外来異物として攻撃を受けて、そこに炎症が起こります。もし原因が取り除かれずに持続すればリーキーガットが慢性的に引き起こされ、慢性的に炎症が続きます。

リーキーガット由来の慢性的炎症は、糖尿病、高脂血症や肥満、認知症の進行を促進すると言われています。


実は、多くの本や雑誌等でリーキーガットの説明をする際、しばしば腸内のＬＰＳが原因で起こるかのように記載されているのを見受けます。

これは明らかに間違いであって、ＬＰＳは健康な人の腸内にも常に存在していて、リーキーガットの直接的要因となることはありません。

グラム陰性細菌が体の中に入った時、グラム陰性細菌の持つＬＰＳは、強く炎症を誘導します。このことはよく知られた事実です。

ただし、健常な人の腸管その他の消化管や皮膚において、ＬＰＳが炎症を起こすことはありません。

腸の内部は、通り過ぎる食物も体の中に入ると異物と見なされて、食物アレルギーを引き起こします。

LPSも体の中に入った時に、危機のシグナルとして炎症を起こすのです。口から摂取して消化管に入るLPSを、危険視する必要は全くありません。

逆に、火傷によってリーキーガットが起こった際に、病原菌の体内移動がLPSの経口摂取で抑制されるという論文もあります。[*21]

また、薬剤（硫酸デキストランナトリウム：DSS）で大腸炎を作り、リーキーガットを誘導する動物モデルにおいて、血液中のLPSレベルは上昇しないことや、[*22]むしろ腸内細菌由来のLPSが、腸管の恒常性維持と保護に必要であることを示した論文もあります。[*23]

さて、食品成分由来のリーキーガットの原因としてよく知られているのが、小麦タンパク質であるグルテンです。

グルテンによるリーキーガット誘発のメカニズム

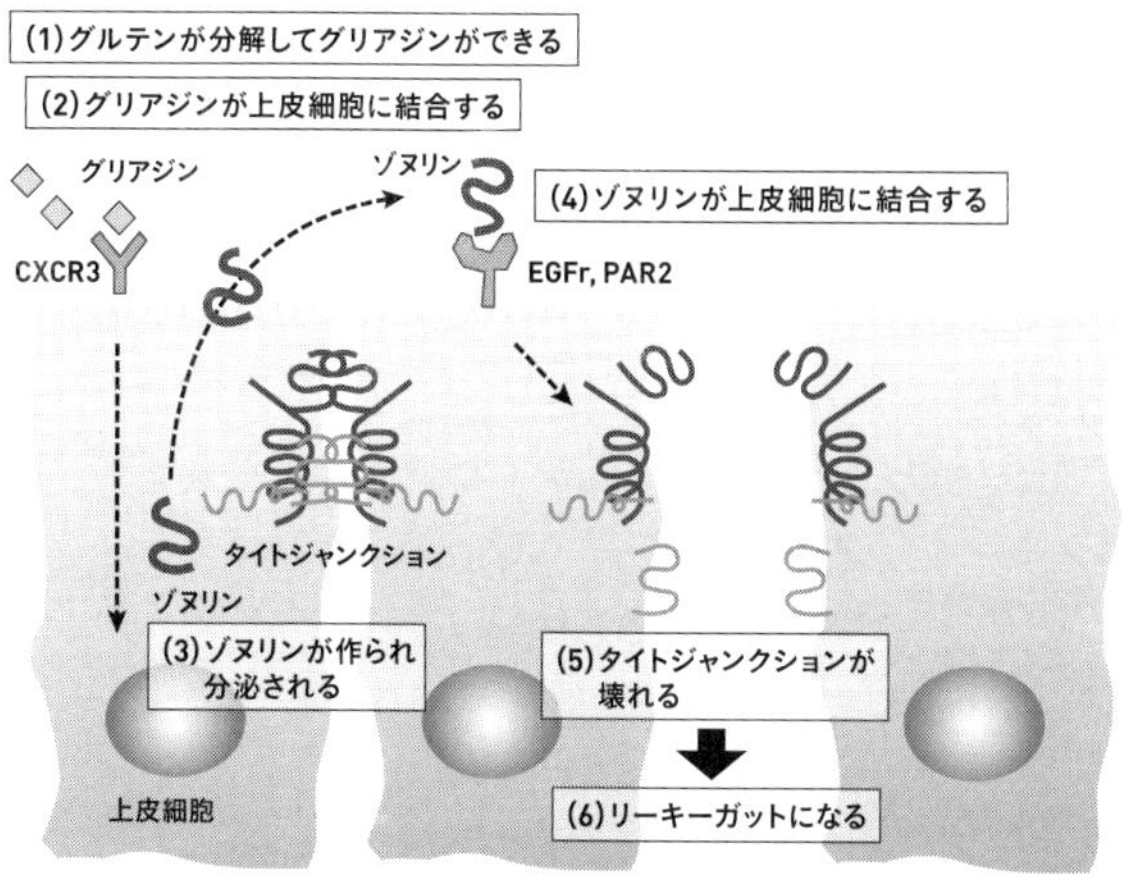
(1)グルテンが分解してグリアジンができる
(2)グリアジンが上皮細胞に結合する
グリアジン
CXCR3
ゾヌリン
(4)ゾヌリンが上皮細胞に結合する
EGFr, PAR2
タイトジャンクション
ゾヌリン
(3)ゾヌリンが作られ分泌される
(5)タイトジャンクションが壊れる
(6)リーキーガットになる
上皮細胞

グルテンの分解物であるグリアジンが上皮細胞に結合すると、上皮細胞内に信号が送られ、ゾヌリンというタンパク質が過剰に分泌されます。分泌されたゾヌリンは、上皮細胞自身に改めて結合して信号を送り、その結果、タイトジャンクションを形成しているタンパク質どうしの結合がほどけるので[*24]す[*25]。

グルテンのほかにも、タイトジャンクションを弱める作用のある食品成分として、アルコール（エタノール）、キトサン、カプシアノサイド（唐辛子成分）などが報告されています。

食品による直接的効果のほか、繊維質の少ない食事や火傷のようなストレスによって起こる腸内細菌バランスの変化によっても、リーキーガットが引き起こされることが報告されています[*26・27]。

リーキーガットは治らないのかというと、今説明したように、もともとリーキーガットは炭水化物（グルテン）過多や繊維質不足などの偏った食事や、強いストレスが原因で起こりますから、食事を見直して腸内細菌バランスを整えること、そしてストレスを発散させることで治る可能性が高いです。

■具体的なＬＰＳの疾病予防・改善効果

効果は実に多岐多様――

自然免疫はマクロファージが中心になって担っており、マクロファージをしっかりとしたプライミング状態に保つことができれば、それは種々の疾患の予防につながり、結果として健康寿命の延伸をもたらすことになると期待されます。

マクロファージの機能低下は、生体内異物による炎症を引き起こし、生活習慣病（糖尿病、動脈硬化、がん、高血圧、アレルギー性疾患……など）を起こしてしまいます。

また当然ながら免疫も低下することになるわけですから、感染症の予防がぜい弱化してしまいます。

健康を維持するマクロファージの機能低下は諸疾患の原因――ということはすなわち、マクロファージの機能の維持は、諸疾患を防御するポテンシャルがあるということにほかなりません。

ＬＰＳは、そのマクロファージの活性化に働き、マクロファージの異物処理能を高めます。

しかも、マクロファージは体のあらゆる組織に分布し、新陳代謝、創傷治癒、代謝調節、神経修復……など、多様な作用に関わっているがために、ＬＰＳの効果もまた多岐にわたります。

実際にどれほどの効果を上げているのか。

多様なその疾病予防・改善の例を、いくつかご紹介しましょう。

なお、示している例はＬＰＳを経口摂取したものですが、ＬＰＳはクリームに配合するなどして経皮でも用いられています。すなわち、皮膚の常在性マクロファージとして知られている免疫制御細胞のランゲルハンス細胞、皮膚の角質層を作るケラチノサイト、皮膚の弾力のもとを生み出す線維芽細胞などに働き、皮膚の免疫や代謝促進、創傷治癒促進など、さまざまな効果を示します。

それらについては、拙著『「免疫ビタミン」で肌免疫力を上げて、10歳若返る！』（ワニブックスＰＬＵＳ新書）に詳しくまとめてありますので、関心のある方はそちらをお読みいただけたら幸いです。

ＬＰＳの主な効果例

★アレルギー疾患の予防と改善

現代病と言えるアトピー性皮膚炎や花粉症など。都市部で急激に増加していることらアレルギー疾患が起きる分子メカニズムについては、次のようなことがわかっています。

主に受容体ＴＬＲ－２とＴＬＲ－４を介した環境情報の伝達により、本来均衡が取れていなければならない免疫バランス（Ｔｈ１／Ｔｈ２）が、Ｔｈ２のほうに傾いてシフトし、その結果としてアレルギー疾患が起きると考えられています。

Ｔｈ１／Ｔｈ２というのは、ＮＫ（ナチュラルキラー）細胞などを活性化するヘルパーＴ細胞タイプのＴｈ１と、抗体産生細胞を活性化するタイプのＴｈ２が、それぞれのヘルパーＴ細胞を制御し合っている、免疫バランス関係のこと。

均衡が崩れて、Ｔｈ２のほうに傾いてしまった場合、ＬＰＳは、Ｔｈ１を誘導して傾きを修正することがわかっています。

つまり免疫バランスを正常に整える働きをするため、ＬＰＳの積極的な摂取が、アレルギー疾患の予防や改善に有効なのです。

また、こうした炎症を鎮静化する仕組みのひとつとして、制御性Ｔ細胞（Ｔｒｅｇ）が重要な役割を演じています。ＴｒｅｇはＴＬＲ－４を持っており、ＬＰＳによる情報を受け取り、炎症を抑制する中心的なサイトカインであるＩＬ－10を産生することが報告されています。[*28] さらに、これらの働きにより、炎症を活性化している好中球を鎮めます。

★潰瘍性大腸炎の発症予防効果

難治性疾患に指定されている潰瘍性大腸炎は、炎症性大腸炎の中でも完治に導く治療法が確立されていない疾病です。

炎症が直腸から連続的に広がっていく特徴があり、便には出血を伴い、痙攣《けいれん》性の

DSS投与によるマウスの体重変化と病態変化：
LPSp投与期間2週間

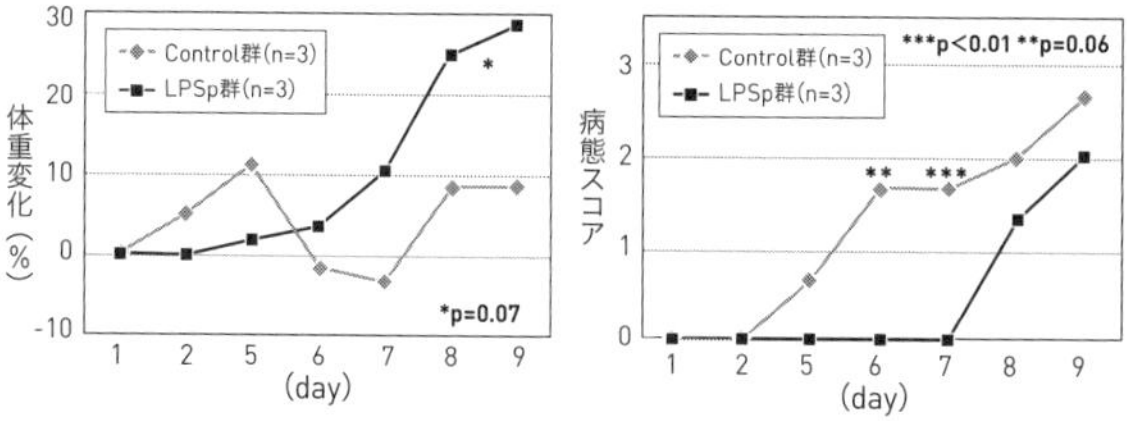

DSS投与によるマウスの体重変化と病態変化：
LPSp投与期間4週間

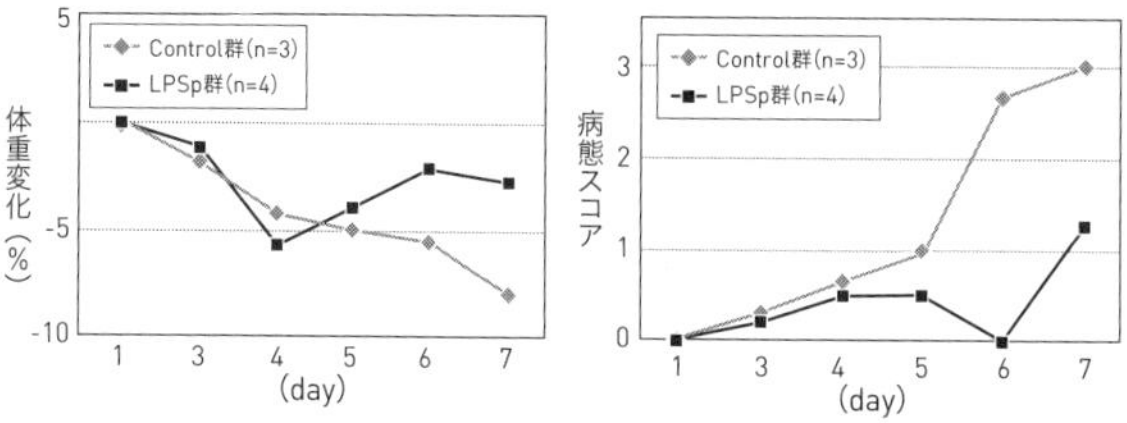

腹痛と頻回の排便をもよおします。重度になると、合併症を引き起こし、生体全体に影響を及ぼします。また、大腸がんへの移行の可能性もあります。

　私たち研究チームは抗炎症作用を予想して、潰瘍性大腸炎に対するＬＰＳの経口投与の試験を行いました。デキストラン硫酸ナトリウム（ＤＳＳ）投与による潰瘍性大腸炎のモデルマウスを用いて、Ｌ

PS投与による潰瘍性大腸炎予防の有用性について評価しました。

DSS投与は、潰瘍性大腸炎誘発モデルとして、研究で広範に利用されている方法です。

LPS投与2週間＋DSS投与9日間の、マウスの体重変化と病態変化を観察したところ、体重変化では、LPS投与群のほうがコントロール群に対して、体重が減少しない傾向がみられました。

病態変化においても、LPS群のほうがコントロール群に対して、血便の程度が軽減することが明らかになりました。

さらに投与期間を4週間とした試験においては、体重変化では、LPS投与群のほうがコントロール群に対して、有意に体重減少が少ないという結果が。

また病態変化では、7日目には有意に差がみられ、LPSが潰瘍性大腸炎に対する予防効果を発揮していることが明らかとなりました。

★手術後の疼痛の緩和

ヒトの手術においては、手術後の疼痛が問題とされます。

そこで、ヒトでの痛みに及ぼすＬＰＳの作用について試験を行った結果を報告します。

腹腔鏡下での胆嚢摘出手術において、麻酔施行しての手術中の2時間、10マイクログラム／ミリリットルのＬＰＳ溶液3ミリリットルを口腔内に保持させせました（溶液は、手術後、スポイトにて回収しました）。また、手術終了後に2度の経口投与を行いました。その後、痛み止めの使用回数、睡眠の状態等により術後疼痛を調べました。

対照群10名。ＬＰＳ投与群9名。その結果、対照群に比較してＬＰＳ投与群で、疼痛が軽減される傾向が示されました。

手術前と手術後に採取した血液から、βエンドルフィン（生物脳内で作られる鎮痛物質）の量を調べたところ、ＬＰＳ投与群でより強く誘導されていることが示さ

プロトコール

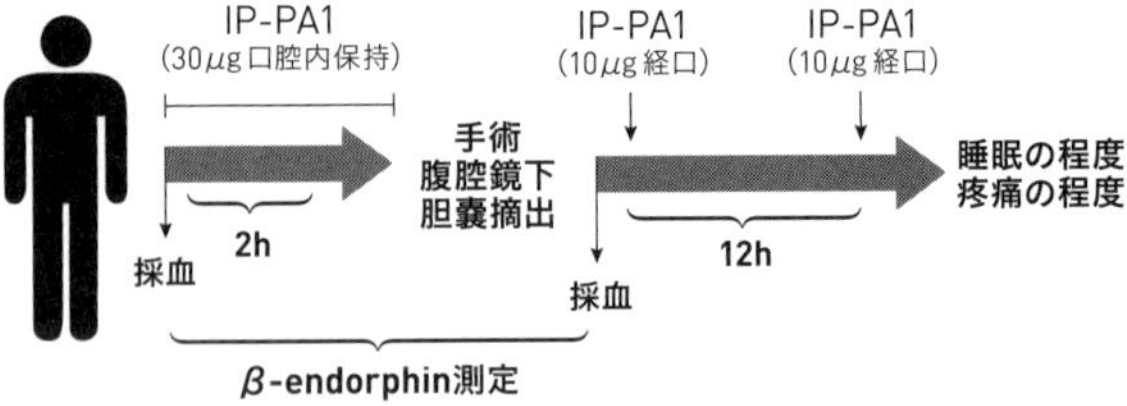

LPSによる手術後疼痛の軽減

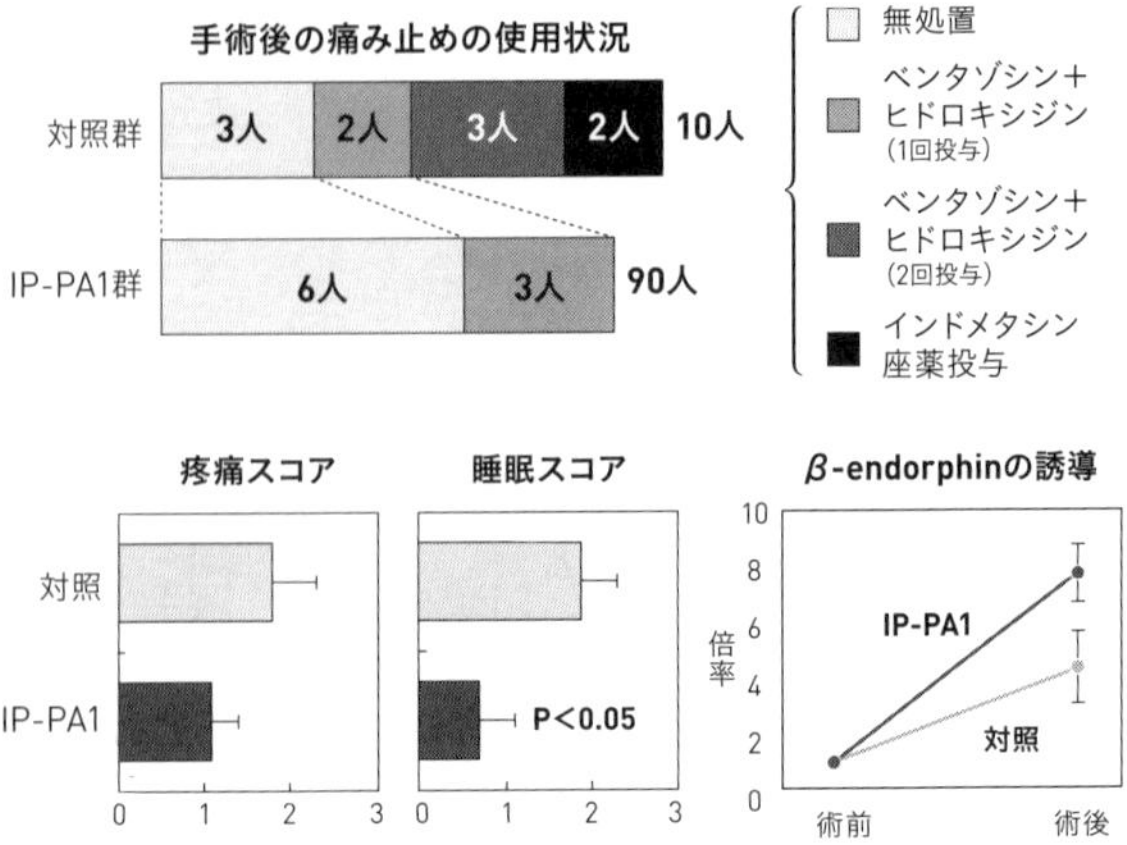

※Biotherapy 8:348 (1992)より改変

れました。[*29]

★アルツハイマー病予防

アルツハイマー病は、大脳にアミロイドβが沈着し、その結果、神経細胞が次第に死滅することで引き起こされます。

アミロイドβの脳への沈着は、アルツハイマーの症状が表れる数年前、早い人では40歳代から始まると言われていますが、通常は、脳内のマイクログリア（脳のマクロファージ細胞）が取り除いています。

そこで、マイクログリアによるアミロイドβの貪食能が、ＬＰＳによる刺激で高まるかどうかを、マウスを用いた実験で確認したところ、ＬＰＳであらかじめ刺激したマイクログリアでは、刺激しないマイクログリアとの比較において、アミロイドβの貪食率が統計的有意差を持って高いことが示されました。[*30]

また、アルツハイマー病のモデルとしてよく使用される老化促進系統のマウスであるＳＡＭＰ８マウスを使って実験を行いました。

低脂肪食を与える群、高脂肪食を与える（生活習慣を西洋型にする）群、高脂肪食を与えつつもＬＰＳ（1ミリグラム／キログラム／日）を摂取させる群の３群において、18週後の体重、脂質マーカー、炎症マーカー、脳内アミロイドβ蓄積量を測定しました。また、水迷路実験での記憶機能、マイクログリアを取り出してアミロイドβ貪食能を、それぞれ評価しました。[*31]

マイクログリアによるアミロイドβの貪食

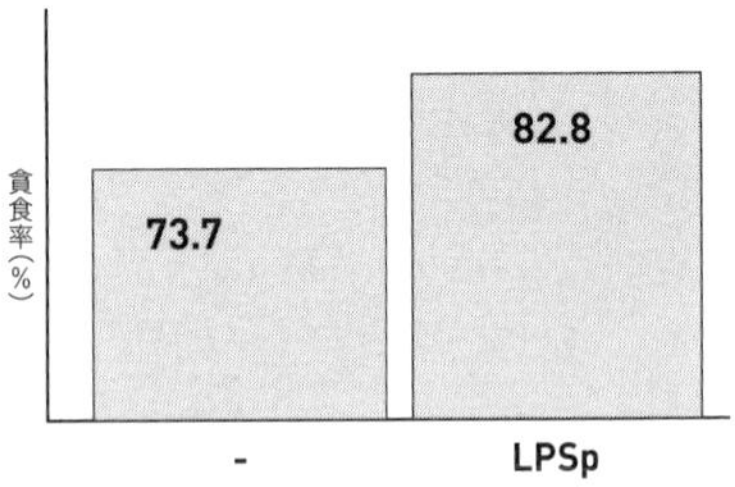

・体重および生化学的な評価

高脂肪食群は低脂肪食群に比較して体重増加速度が有意に高まっていました。

これに対し、高脂肪食を与えつつもＬＰＳを摂取させた群では、体重増加が抑制される傾向が示されました。

また血液中脂質マーカーである総コレステロール、中性脂肪、ＬＤＬについては、高脂肪食群は低脂肪食群に比較して有意に高くなっていましたが、ＬＰＳ摂取群では低脂肪食群と同等の値となっていました。

さらに血漿中炎症性マーカーであるＴＮＦとＩＬ－６についても、高脂肪食群は低脂肪食群に比較して有意に高くなっていましたが、ＬＰＳ摂取群は、低脂肪食群と差がありませんでした。

・アミロイドβ貪食能

次頁の図に示しましたが低脂肪食群のマウスから抽出したマイクログリアのアミロイドβ貪食能を１００とした場合、高脂肪食群で貪食能は低下し、ＬＰＳを与えた群では低下がみられませんでした。

マイクログリアのアミロイドβ貪食能

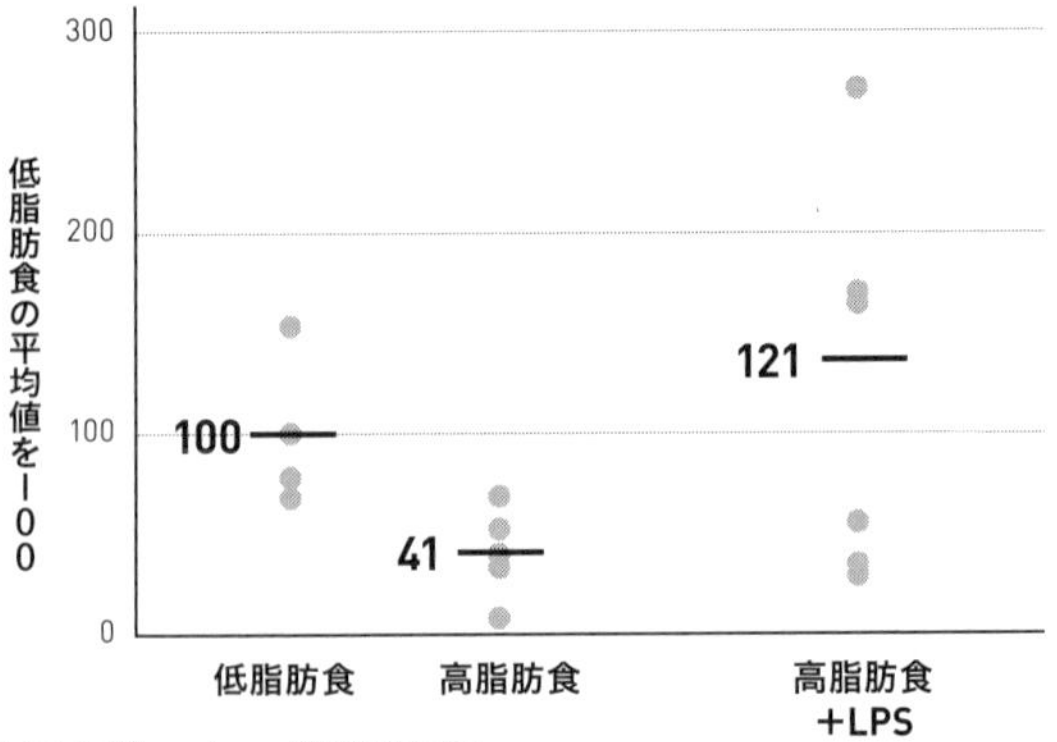

※doi 10.1371/journal.pone.0198493より改変

・脳内アミロイドβ蓄積量

アミロイドβには、構成するペプチドの違いにより、主にアミロイドβ1-40とアミロイドβ1-42の2種類があります。特にアミロイドβ1-42のほうが毒性が高いと言われています。

いずれも高脂肪食群で有意に増加しますが、LPSを与えた群では低脂肪食群と差がないことが示されました。

アミロイドβはアルツハイマー病の引き金となるので、アミロイドβの蓄積を抑制することはアルツハイマー病の予防につながります。

脳内アミロイドβ蓄積量

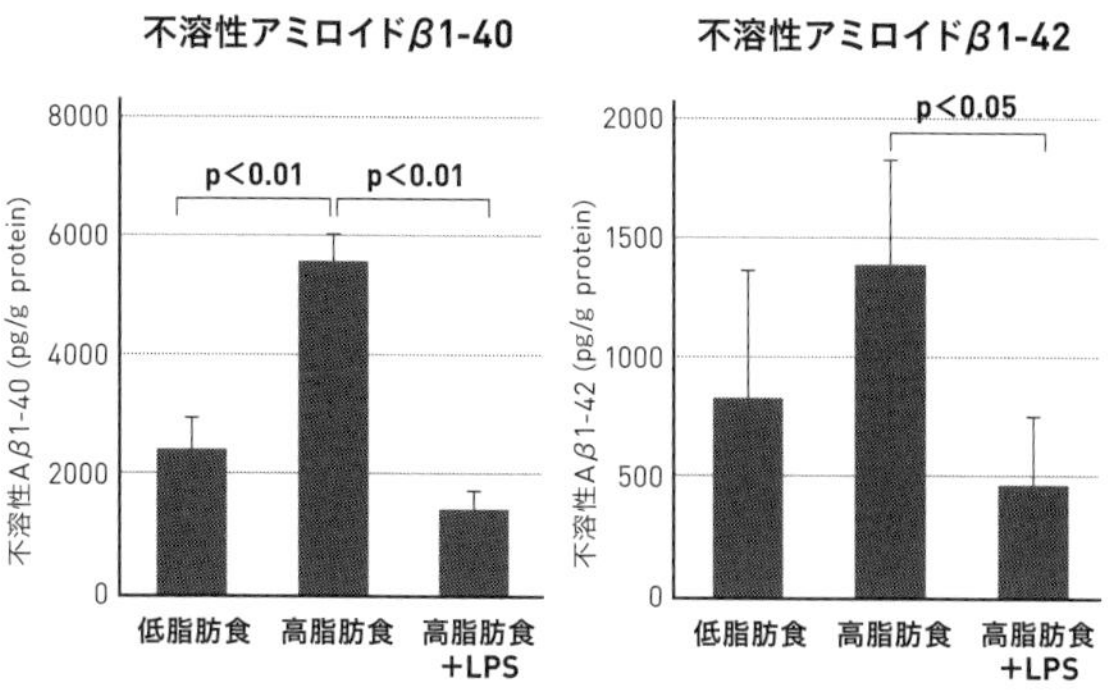

※doi 10.1371/journal.pone.0198493より改変

・記憶機能

アルツハイマー病で低下する認知機能に関する次のような「モリス水迷路実験」を行いました。

濁らせた水を張ったプールの１ヶ所に、マウスの足がつく深さに透明なプラスチック製のプラットホーム（足場）を置き、このプールの中でマウスを泳がせます。

何度かの水泳をさせて、プラットホームの位置を学習させた後、水中のプラットホームを取り除いてマウスを泳がせると、元プラットホームがあった位置を記憶しているマウスは、そのエリアを泳ぎ回り、記憶

水迷路試験の結果

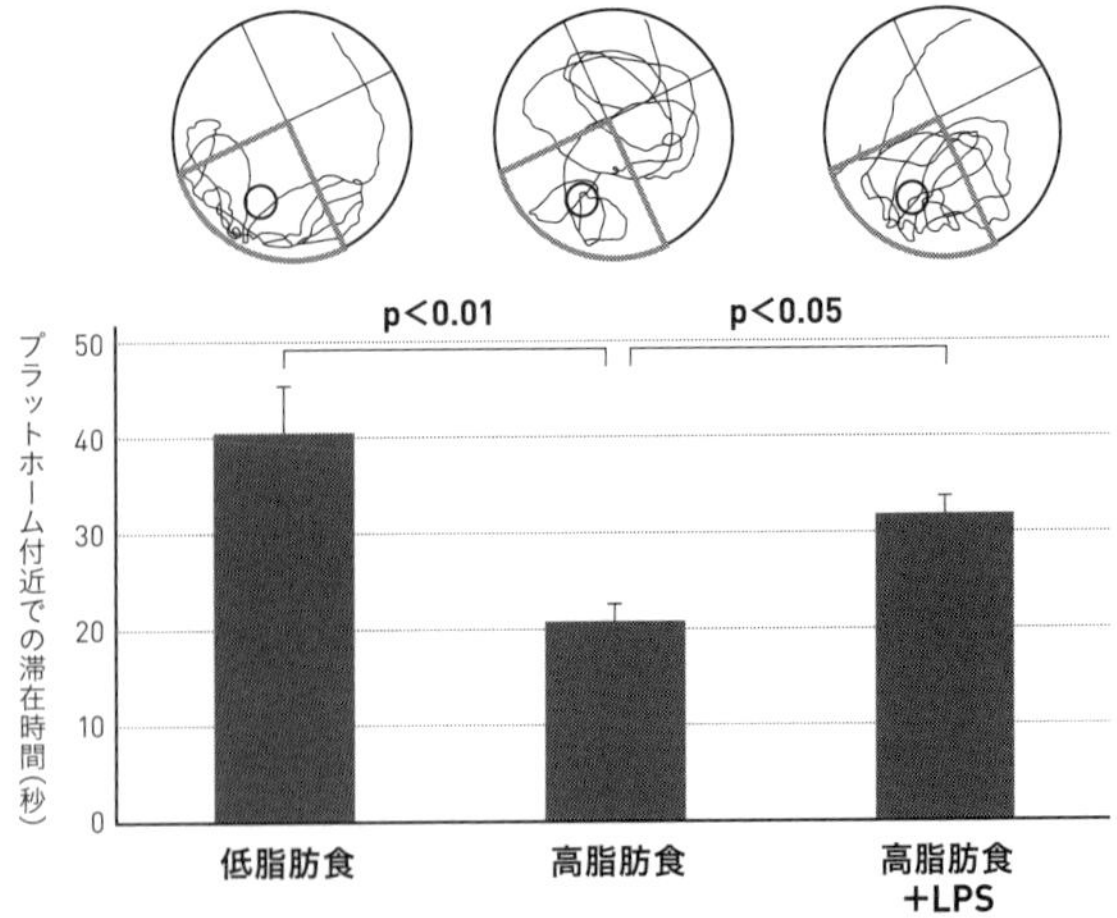

※doi 10.1371/journal.pone.0198493より改変

が定かでないマウスは、それ以外のエリアも泳ぎ回ります。そこで、一定時間泳がせる中で、元プラットホームのあったエリアに滞在する時間の長さを記憶力として計測します。

その結果、低脂肪食群は60秒中40秒、高脂肪食群は20秒、LPS群は32秒でした。

すなわち高脂肪食群では明らかにアルツハイマー病を発症している様子で記憶力が低下しており、元プラットホームのあったエリアの滞在時間が低脂肪食群より有意に短くなりました。

一方、高脂肪食を与えていてもＬＰＳを摂取させた群の滞在時間は、高脂肪食群よりも有意に長いことが認められ、記憶力の低下が抑制されることが示されました。

これらのことから、ＬＰＳの摂取は、高脂肪食による脂質代謝障害や炎症を抑制し、アミロイドβを排除して、アルツハイマー病の発症リスクの低下、および記憶力の低下を抑制する可能性を示していることがわかります。

第5章　新型コロナとBCG

日本人と自然免疫とCOVID-19

日本人の新型ウイルス（COVID-19）感染症における死亡者の割合が、欧米に比べて際立って少ないことが注目を集めています。

すなわち、COVID-19による人口100万人当たりの国別死亡率をみると、西欧各国や北米などでは軒並み3桁である一方、日本はわずか1桁。

その差は実に100倍にもなります。[*1]

この差は何がもたらしているのでしょうか。

ひとつには、日本人（アジア系人種）は、欧米人に比べて血栓ができにくいことが挙げられます。だから、サイトカインストームが起きたとしても、日本人は重症化を回避できる可能性が高いと言われます。

もちろん、その他、日本人特有の生活習慣や、遺伝子や、医療体制の充実度などの、複数要因の複合と考えるべきではありますが、私はあれこれ挙げられている理由の大きなものとして、結核予防に用いられるＢＣＧワクチン（略してＢＣＧ）の接種が、何らかの役割を果たしているのではないかと思っています（日本では、ＢＣＧワクチンの接種が義務付けられ、戦後一貫して実施されています）。

ＣＯＶＩＤ-19に関しては、これまでのところ、日本人感染者のおよそ8割は約1週間で治癒し、2割において重症化が起こり、5パーセントの人が死亡するということが概括されています。

しかし実際の感染者数は、現在感染が確認されているその10倍の数はいるとの説もあります。

もしもそうであるなら、感染者の98パーセントは無症状～軽い症状で終わり、2パーセントの患者において重症化が起こり、そして全感染者の約0・5％程度が死亡するということ。すなわち、98パーセントの人は、このウイルスに感染しても自然治癒している、ということになります。

これは、何を意味しているかと言えば、大部分の人々は、抗体を持たないはずのこのウイルスに対して、自分自身が持っている免疫で対応ができている、ということにほかなりません。

それこそ、ここまで綴ってきた本書で私が繰り返し述べている、個々の自然免疫の力によるものだと考えられます。

本来、病原性の強いウイルス感染には、獲得免疫が防御の要を担っていると考える人が多くいます。ところが、初めて遭遇する病原性の強いウイルスに対して抗原情報を持っていない獲得免疫は無力であり、感染後に自然免疫からの情報を受け取り獲得免疫を立ち上げるか、あるいはワクチン接種などによる感染前の獲得免疫の成立を得ない限り、獲得免疫は戦いには勝てないはずです。

現実にも、ＣＯＶＩＤ－19では98％の人が、獲得免疫システムの防御過程を経ずに治癒しているとされています。

つまり、獲得免疫の関与なしに、免疫最前線の自然免疫単独で十分強力に制御できているということが示唆されているのですが、それを裏支えしているものがＢＣＧなのではないか――と推測されるのです。

ＢＣＧについて

ＢＣＧは、ウシ型結核菌の弱毒化生ワクチンで、フランスのパスツール研究所で作られたものです。

その基本のＢＣＧワクチンが、幾つかの国々に分け与えられたわけですが、そうした分与過程で、生物学的特性の異なる幾つもの菌株（10種以上）が生じました。

現在そのうち３つの菌株が広く用いられており、それぞれ「日本株」「ロシア株」「デンマーク株」と呼ばれています。

なかでも「日本株」は生菌数が多く、免疫誘導作用が最も強いとされています。それに対し、「デンマーク株」は免疫誘導作用が弱く、「ロシア株」はその中間に位置しています。

新型コロナウイルスとの関係で捉えると、重症化率が低い国で摂取されているのが「日本株」と「ロシア株」。それ以外の国で「デンマーク株」と「パスツール株」が用いられています。

実際、「日本株」「ロシア株」を接種している国は、それ以外の国と比較した場合、ＣＯＶＩＤ-19の発症率も死亡率も低いというデータが出ており、なかでも重症化率は最も大きな差を示しています。具体的には2桁ほど低くなっています。

「日本株」と「ロシア株」は、ワクチンに含まれる菌の数が多く、炎症性サイトカインの誘導量も多く、さらにはワクチン内に存在する細胞膜の糖脂質成分も「デンマーク株」などとは異なり、自然免疫の活性化に関わる成分が多くなっています。

これらのことが、重症化率の低さと何か関連するのではと推測されます。

ただし、ＢＣＧ非接種国である豪州やフィンランドでも重症化率はそれほど高くはなっていません。ということは、ＢＣＧ接種のみをＣＯＶＩＤ-19の重症化を下げる要因と考えるのは早計だとも言えます。

しかしながら心臓病や肥満や糖尿病など、ＣＯＶＩＤ－19には重症化に関連するリスク因子がいくつか知られているのですが、ＢＣＧ接種はその重症化リスクを下げる低減因子のひとつにはなり得る……そう考えても差し支えないように思います。

注目すべき京都大のＢＣＧ効果報告

ＢＣＧワクチン接種が、新型コロナウイルス感染症の拡散を防いでいる可能性があると、先ごろ京都大学から発表されて話題を集めています。
京都大学「こころの未来研究センター」の北山忍特任教授（米ミシガン大学教授）らのグループがまとめたもので、研究成果は、『Science Advances』に掲載されました。[*2]
それによると、ＢＣＧワクチンの接種を少なくとも２０００年まで義務付けていた国々では、そうでない国々と比べて、感染者数、死者数ともに増加率が有意に低いことが明らかになったそうです。

実際、国民にＢＣＧワクチンの接種義務がある日本では、感染者数と死亡者数がそれほど多くありません。ＢＣＧワクチン接種義務を制度化したことがない米国と比べてみれば、その差は格段に違うのがわかります。たとえば米国の死亡者数は日本の２５０倍にものぼっています。

ＢＣＧワクチンの接種を義務付けていた国で死者数などの増加率が低いということから、ＢＣＧワクチンの接種義務を制度化することで、ＣＯＶＩＤ-19の流行を抑制できるのではないか――。

という可能性を研究グループは導き出しているのですが、もちろん、国際比較データの分析には方法的問題もあり、国ごとの感染者数や死亡者数の報告に関わる〝バイアス〟も考慮されなければならないところです。交絡要因をできる限り排除し、比較する国もできるだけ多い数が必要とされます。

そこで研究グループは、国ごとの流行初期30日間における感染者数と死者数の増加の割合に注目することにより、報告バイアスの効果を排除し、さらに、さまざまな交絡要因を統計的に統制した上で、少なくとも２０００年までＢＣＧワクチンの接種を義務付けてきていた国とそうでない国、計１３０ヶ国以上を比較した――とのこと。

その結果、ＢＣＧワクチンの接種を少なくとも２０００年まで義務付けていた国々では、そうでない国々と比べて、感染者数、死者数ともに増加率が有意に低いことが明らかになったのでしたが、さらに、期間を流行の初期15日間に設定した場合にも、同様の結果が確認されたということです。

そして、ＢＣＧワクチン接種義務のない米国で、もしも接種義務を数十年前に制度化していたならば、２０２０年３月30日における死亡者総数は６６７人であっただろうと推定される――と、報告では述べられています。

これは当時の実際の死亡者数（２４６７人）の約27％にあたるものです。

高齢者に対するBCGワクチン接種効果

これは海外からの報告ですが、COVID-19の感染予防として、高齢者に対するBCGワクチン接種が保護効果を持つのかということを調べた臨床試験の結果が、科学誌『Cell』に発表されています。[*3]

この研究はギリシャのアッティコン大学病院などで実施されたもので、接種対象となったのは高齢者198人。試験結果によると、BCGは最初の感染までの時間を延長させ、新規の感染の発生を減少させ、ウイルス性気道感染症に対する強力な保護効果があることが示されたとのことです。

そしてBCGワクチンの接種により、自然免疫がトレーニングされ、抗炎症性のサイトカイン産生が増加する傾向がみられたといいます。

研究者らは、「COVID-19を含む呼吸器感染症に対するBCGワクチンの保護効果を評価するには、より大規模な研究が必要」としながらも、「BCGワクチン接種は、高齢者に対して安全である可能性があり、感染症から保護する作用を期待できる」と結論づけています。

インターフェロン分泌の報告も

ウイルスへの曝露量が多いと、自然免疫で最初に立ち上がるインターフェロン（ＩＦＮ）の分泌が抑制される――。

免疫学で有名な米国イエール大学の岩崎明子教授らが、ＣＯＶＩＤ‐19に関するそのような興味深い報告を出しています。[*4]

インターフェロンとは、簡単に言うと、体にウイルスなどが侵入した際、その危険を全身にくまなく知らせる役目と抗ウイルス作用を持つサイトカインです。

新型コロナウイルスの場合、ウイルスの曝露量（浴びる量のこと）が少なければ、インターフェロンが早期に作られてウイルスは排除される。

けれどもその反対に、曝露量が多いとインターフェロンの産生が遅れ、そのためにウイルスが持続的に炎症を起こし、重症化の原因になる。

ウィルスの量と症状の関係

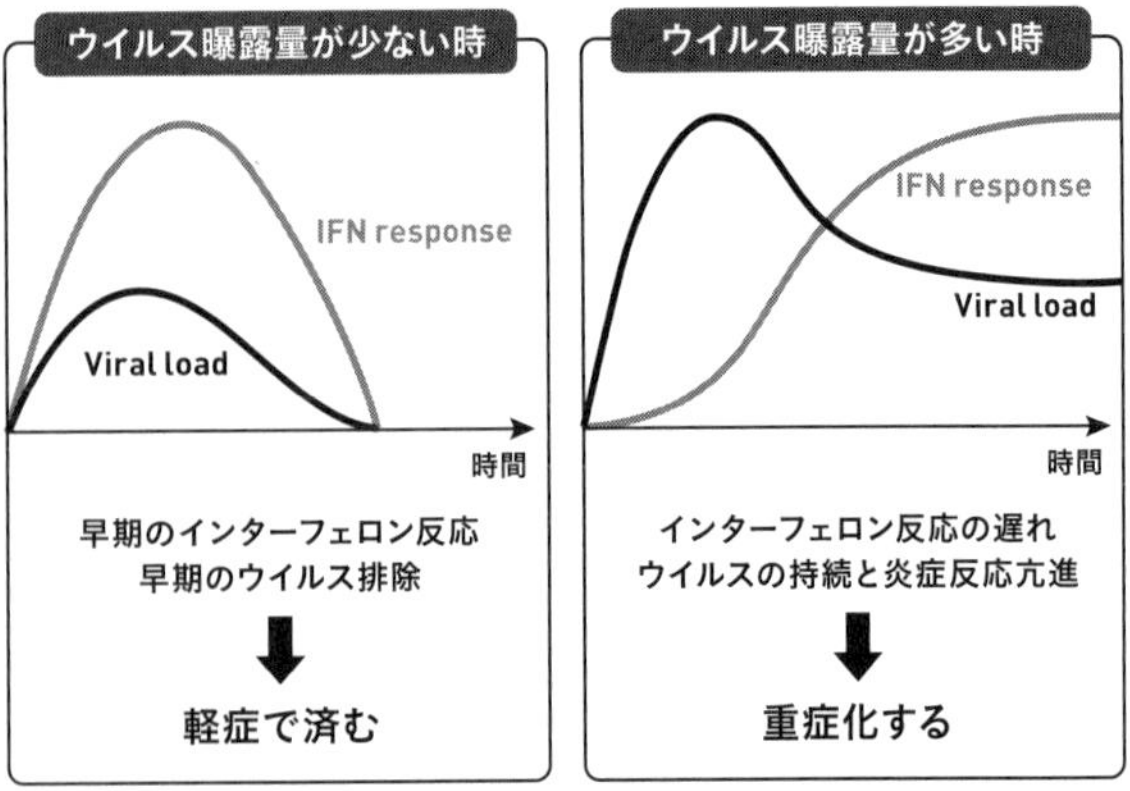

※doi：10.1016/j.chom.2020.05.008より改変

――というのが、この報告の注目点です。

実は、同じような指摘が、重症急性呼吸器症候群（SARS）や中東呼吸器症候群（MERS）でもなされています。

なぜ、曝露量が多いとインターフェロンの産生を抑制してしまうのか？

そのメカニズムが解明できれば、重症化を防ぐことに繋がるのですが、報告は、そうした現象があることだけを明示しています。

この件について、大阪大学の宮坂昌之

教授（免疫学）は、ある雑誌のインタビューで「ＢＣＧがこのインターフェロンの立ち上がりを促進していたら面白い」と語っています。ＢＣＧにはは自然免疫を高める効果がありますから、ＢＣＧがインターフェロン分泌を促進して自然免疫を増強している可能性がないとは言い切れないと、私も思います。

ＢＣＧワクチン接種とＣＯＶＩＤ－19発症との疫学研究

「ＢＣＧワクチン接種がＣＯＶＩＤ－19発症抑制に関連する」という根拠の一端を示す論文が『medRiv』（査読前の論文を掲示するサイト）に公開されています。

この論文は、２０２０年３月20日時点のデータに基づいて、ＣＯＶＩＤ－19の発症抑制とＢＣＧ接種との関連性を解析しているものですが、論文に掲載されている図を引用します。[*5]

この図では、世界各国を点として表し、２ヶ月間の平均気温、平均寿命とＣＯＶＩＤ－19の感染者数、死亡者数との関連性を解析しています。

BCGの接種、平均気温、平均寿命とCOVID-19

※人数は100万人あたり

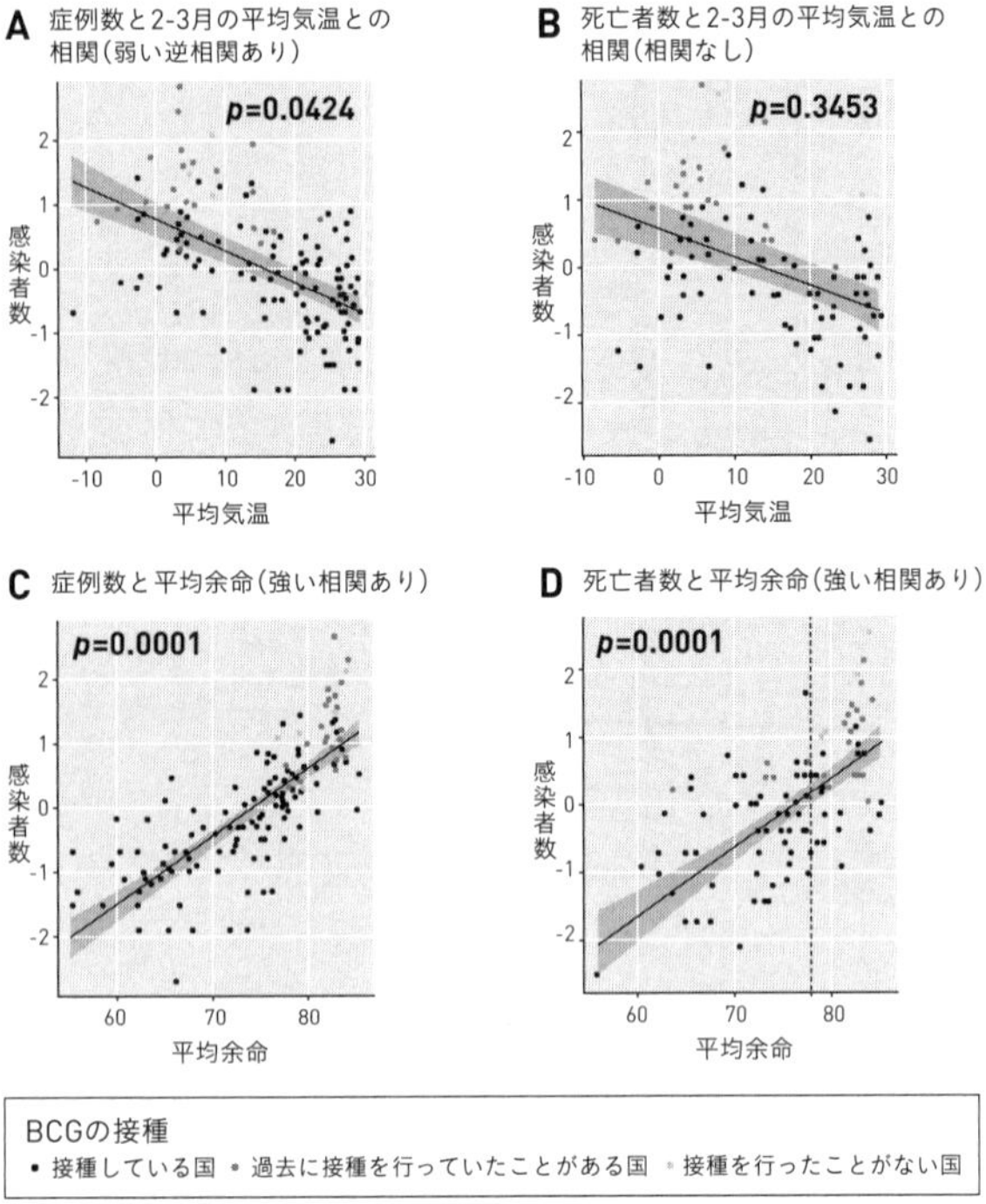

A：100万人あたりのCOVID-19症例数と2-3月の平均気温との相関（弱い逆相関）
B：100万人あたりのCOVID-19死亡者数と2-3月の平均気温との相関（相関なし）
C：100万人あたりのCOVID-19症例数と平均余命（強い相関あり）
D：100万人あたりのCOVID-19死亡者数と平均余命（強い相関あり）

※doi：10.1101/2020.03.30.20048165より改変

この図が強く示していることは、次の2点です。

●ＣＯＶＩＤ-19は気温とはほとんど関係がない。

●平均寿命が長い国ほど感染率も死亡率も高くなる。

さらに、論文では、ＢＣＧワクチン接種がＣＯＶＩＤ-19発症抑制に及ぼす影響を、平均寿命が78歳を超える国に限定して解析もしています。

まず、ＢＣＧワクチン接種について、各国を３つにグループ分け。

Ａ……通常ＢＣＧワクチンを接種している国

Ｂ……ＢＣＧワクチンを接種していた経験のある国

Ｃ……ＢＣＧワクチン未接種国

この群別された3つのグループを、１００万人あたりの症例数と死亡者数で比べてみたところ、症例者数と死亡数ともに、次のようにきれいに分けられるという結

平均寿命が78歳以上の国における調査

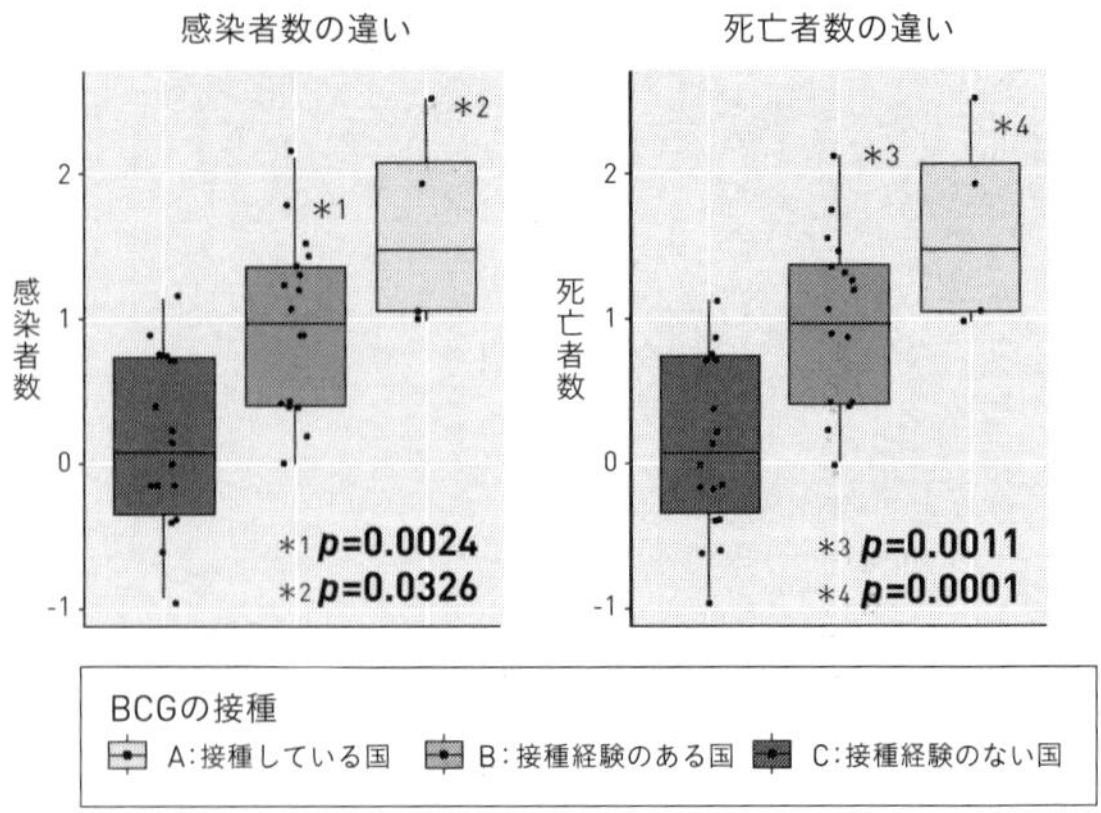

※doi：10.1101/2020.03.30.20048165より改変

果を得たといいます。

C：BCGワクチン未接種国——B：BCGワクチンを接種していた経験のある国——A：通常BCGワクチンを接種している国（※上から数の多い順で）

つまり、高齢化が進んでいる国において、BCGワクチン接種国では非接種国に比べて感染者者数も死亡者数も明らかに少ないことを示しています。

確かに他の関連因子との関わりが明確になっていない現状では、BCGワクチン接種がＣＯＶＩＤ-19発症抑制に効果があるとの結論を出すのは時期尚早です。

しかしながら、ＢＣＧワクチン接種とＣＯＶＩＤ-19発症抑制との関係がデータで明確に示されたことは、ＢＣＧのＣＯＶＩＤ-19発症抑制を含む感染症予防効果メカニズムを研究する上で、重要な基盤となり得ると思われます。

ＢＣＧワクチンでも日本株が優秀だった

もうひとつ。

ＢＣＧワクチン接種国と非接種国の死亡倍加日数（死亡者が倍になるのに要する日数）を比較して、ＢＣＧの新型コロナウイルス感染の増悪化に対する効果を評価した論文が出ています。[*6]

死亡倍加日数が長いほど、重症化しにくいと言えます。

次頁図、次々頁図ともに左側がＢＣＧワクチン接種国で、左が非接種国です。

ＢＣＧ接種国が非接種国に比べて倍加に時間がかかっていることが統計学的に有

**BCGの接種国・未接種国の
死亡倍加日数の違い**

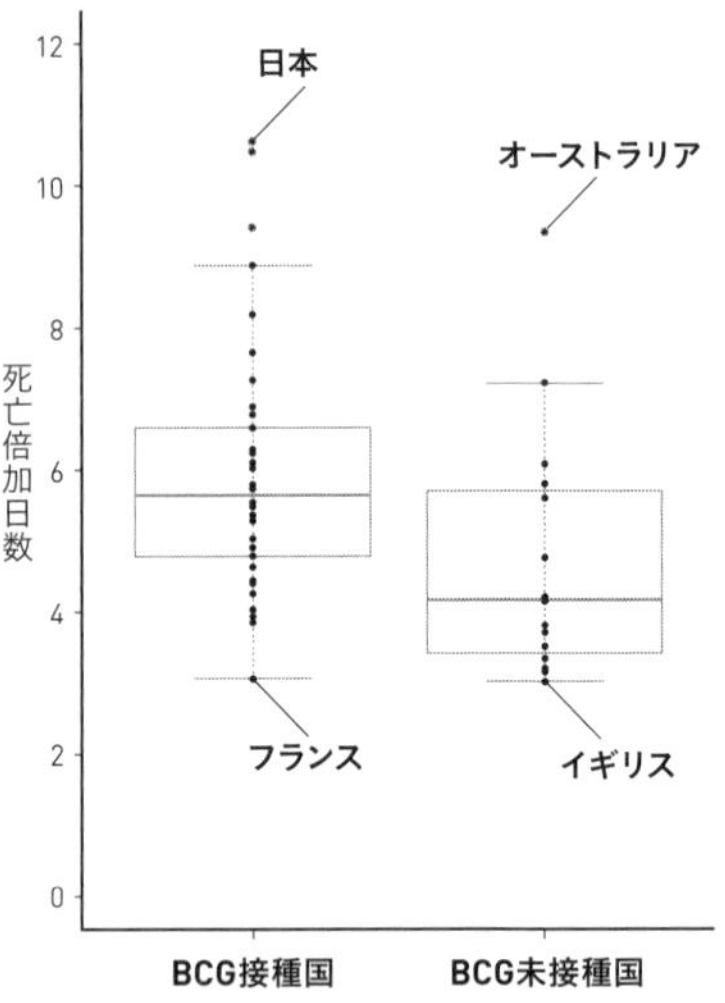

※doi：10.1101/2020.04.06.20055251より改変

意差を持って示されています。

さらにこの論文で興味深いのは、ＢＣＧワクチンには数種類ありますが、なかでも日本株が最も効果が高いというデータです。

次頁の図の左側がＢＣＧワクチンの日本株、正確には「Ｔｏｋｙｏ　１７２－１」という名称のＢＣＧ株です。

その他のＢＣＧワクチン接種国と比較して、ＢＣＧ日本株ワクチン接種国の死亡倍加日数は、統計学的に有意に長くなっています。

ＢＣＧ日本株がコロナウイルス感染予防に特に効果が高い可能性があることを示

日本株BCG（Tokyo 172-1）の接種国・未接種国の比較

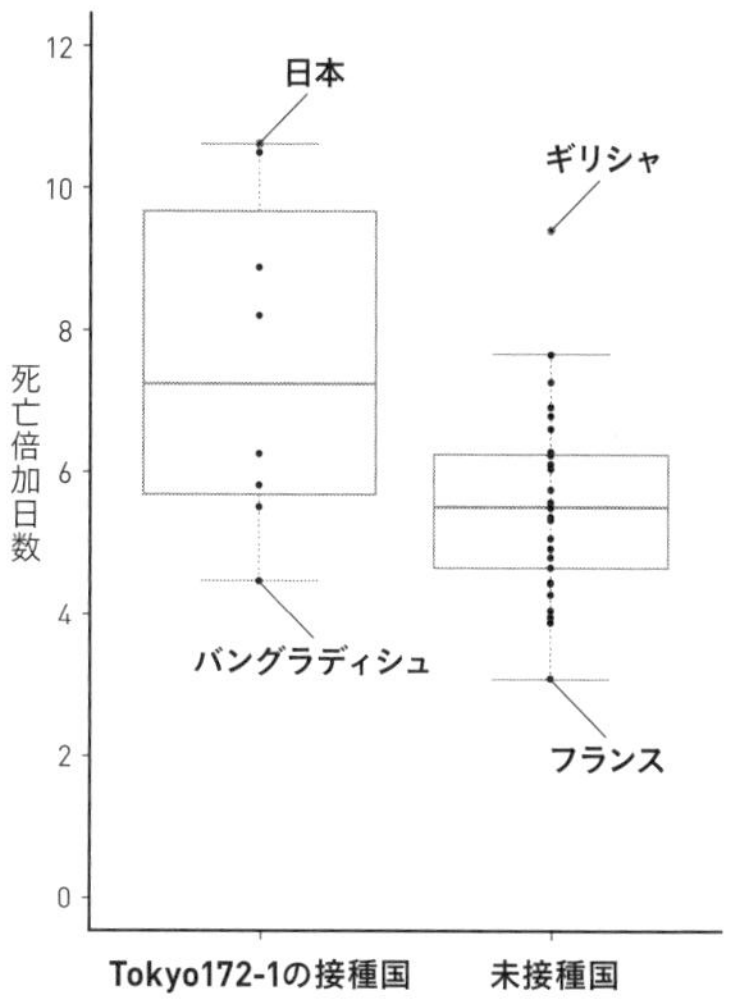

※doi：10.1101/2020.04.06.20055251より改変

しています。

ＢＣＧの自然免疫トレーニング／プライミング効果

　ＢＣＧワクチン接種が、結核菌以外の感染症を予防する効果は、自然免疫の活性化に基づくことが示唆されており、このことについて、すでに複数の研究報告があります。

　ＢＣＧによるＣＯＶＩＤ－19発症抑制という現象は、その根本に〝自然免疫のトレーニング／プライミング〟とか〝自然免疫記憶〟というユニークな機構が関係すると言われています。

これらの研究をまとめた最近の総説があるので、それをご紹介します。*7

この論文のポイントとしては――

●一度自然免疫の活性化が起こると、次回以降のウイルスや細菌などの感染に対して、一度目の感染より高い活性化が起こること。

●つまりBCGワクチン、βグルカン、LPSなど、自然免疫の活性化物質は"trained immunity（免疫訓練／プライミング）"を誘導できる（＝自然免疫を高める効果が骨髄幹細胞に記憶される）可能性があること。

●それがエピジェネティック（遺伝子の変化なく遺伝子発現が制御される様式）な遺伝子制御に基づくこと。

そういったことが示されています。

図は、そのイメージ図です。

縦軸は自然免疫の活性、横軸は時間軸で、上半分が免疫訓練（Trained immunity／プライミング）、下半分は自然免疫の活性化低下（tolerance）が示されているも

BCGによる自然免疫の活性化

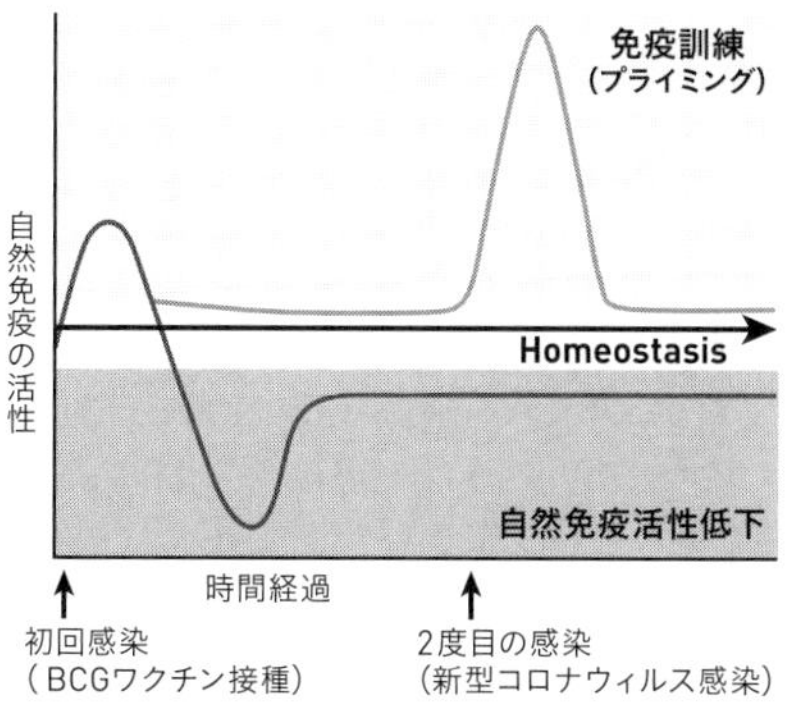

※doi：10.1038/s41577-020-0285-6より改変

のです。

わかりやすくするため、免疫訓練のみ説明しますと、「初回感染」が「ＢＣＧワクチン接種」、「２度目の感染」とは「新型コロナウイルス感染」として考えていただければ、と思います。

さて、ＢＣＧワクチン接種で、最初に自然免疫がいったん活性化される時（１回目の山）に、免疫細胞の中でエピジェネティックな遺伝子変化が起こり、その結果として自然免疫記憶が残ります。

次の刺激である新型コロナウイルスが感染した時に、自然免疫の活性化が高くなり（２回目の山）、自然免疫がトレーニング／プライミングされた――ということになります。

なお、ＢＣＧの生ワクチンでは５年（少なくとも３ヶ月から１年）は、トレーニング／プライミングされた自然免疫の潜在能力（つまり２回目の刺激があると自然免疫の活性が高くなること）が、持続するとのことです。（ほとんどの人はＢＣＧを接種したのは５年以上前ですが、微量の結核菌刺激を受け続けている場合は、そのメモリー効果が持続する可能性があります）

ＢＣＧの細胞膜は、ミコール酸、アラビノガラクタン、ペプチドグリカンなどの成分から構成されており、それらはＴＬＲ－２とＴＬＲ－４が受容体となっている物質です。[*8]

特にＴＬＲ－４受容体は、本書で着目しているＬＰＳの受容体です。

つまり、ＢＣＧはＬＰＳととても構造の似た糖脂質をもち、その糖脂質がＬＰＳと同じ受容体に結合することを通じて、強力に自然免疫を活性化すると考えて良いと思われます。

第6章　コロナを含む感染症とLPS

自然免疫（マクロファージ）の感染症への抵抗性

自然免疫の根源的役割は、異物を認識して排除していることにあるのは、これまでに述べてきました。

たとえば、細菌やウイルスなど、これらの病原体の侵入に対して、まず働くのが、皮膚や気道、腸管などのバリアです。

粘液や上皮細胞のタイトジャンクション（きっちりした結合により細胞間の隙間がほとんどない構造）が、病原体の侵入を防いでいます。

それを破って病原体が侵入してくると、組織の各所にいる食細胞（中心はマクロファージ）がこれらを異物として識別、貪食（細胞内に取り込み消化する作用）して排除します。

さて、そのような食細胞（マクロファージ）が、ウイルス感染症を防ぐ上で重要であることを示した論文がありますので、紹介します。[*1]

インフルエンザウイルスをマウスに感染させた実験を行って、その結果が解析されているものです。

インフルエンザウイルスもコロナウイルスも、気道感染する点、ＲＮＡウイルスである点、エンベロープ（外側を覆っている膜）を持つタイプである点が似ています。比較的似たタイプであるため、マクロファージによる感染症の防止効果はほぼ同じと考えられます。

行われた実験は、次のとおりです。

①インフルエンザウイルス（実験マウスのうち1割程度死亡する量）をマウスに感染させた。

②その2日後にクロドロン酸内包リポソーム（食細胞を除去する試薬。食細胞が取り込むと細胞が死ぬことで、食細胞の除去ができる）を、マウスの鼻腔内に投与した。

マクロファージ除去後の生存率とウィルスの活性

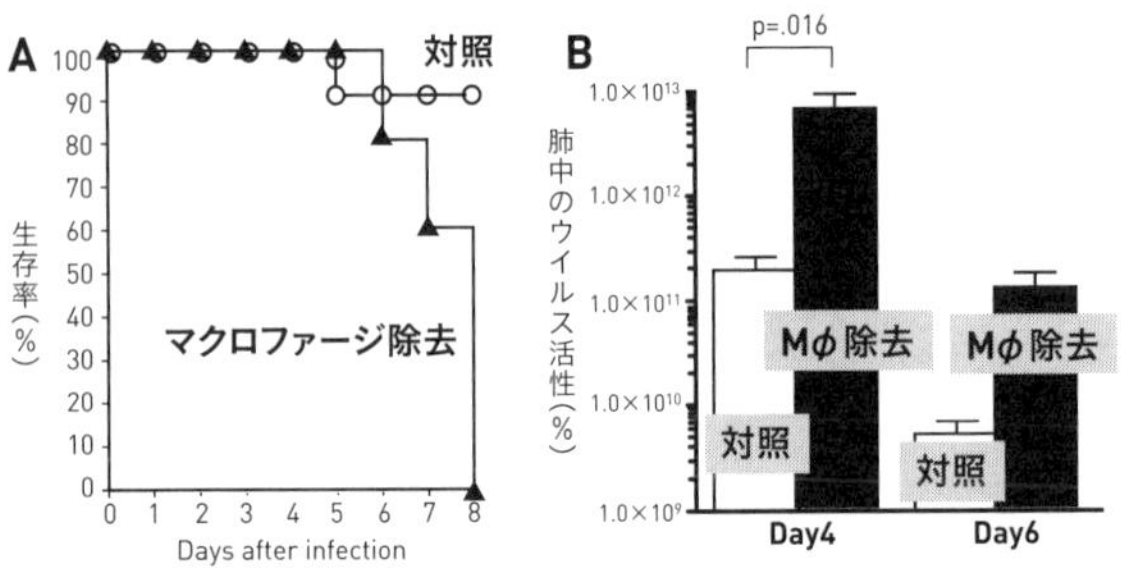

※J Exp Med 205: 1635 (2008)より改変

——その結果は、図のA、Bのようになりました。

ウイルス排除にマクロファージが深く関わっていることがわかります（原論文では食細胞の樹状細胞と記載していますが、実際には主要な食細胞はマクロファージになります）。

上図Aでは、食細胞を除去すると、インフルエンザ感染症が著しく増悪化して、すべてのマウスが死亡していることを示しています。

上図Bでは、インフルエンザ感染後の肺の中のウイルス量を確認していますが、食細胞（マクロファージ）を除去すると、30倍程度インフルエンザウイルスが多いことが示されています。

なお、抗体が産生するには、少なくとも１週間以上の時間がかかります。この実験では１週間程度ですべてのマウスが死亡していますので、つまり、獲得免疫ではなく、食細胞によるウイルス排除を評価しています。

ＬＰＳの感染抵抗性

ＬＰＳはマクロファージを活性化して、病原体の侵入を防ぐと考えられます。それを知るために、まずはＬＰＳが働かないマウスを用いた実験が示す結果を紹介します。[*2]

ＬＰＳは、「ＴＬＲ－４」（トル様受容体）に結合して、生物活性を示すことはすでに述べました。

この実験では、生まれつき「ＴＬＲ－４」を持たないマウスがいるので、そうしたマウスが用いられました。これらマウスは感染症に弱いことが知られています。

LPSのサルモネラ菌感染に対する抵抗性

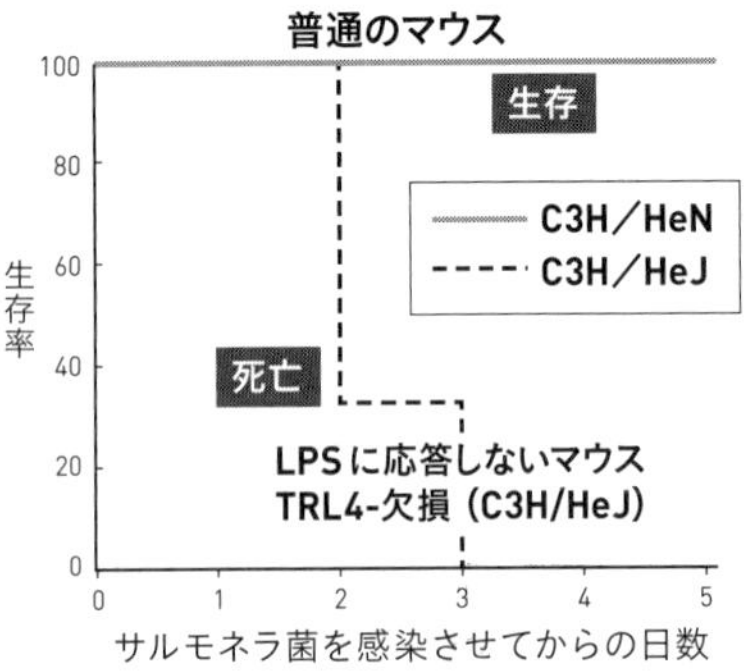

※J. Immunol 172: 6202 (2004)より改変

上図は、「ＴＬＲ－４」のないマウス（Ｃ３Ｈ／ＨｅＪ）にサルモネラ菌（チフス）を腹腔内に注射した場合の生存率をグラフにしたものです。

３日のうちに全匹が死亡していますが、「ＴＬＲ－４」が働いている通常のマウス（Ｃ３Ｈ／ＨｅＮ）では死亡匹数は０でした。

これらは、ＬＰＳは普段から常に自然免疫力を高める働きをしていることを教えてくれています。

ＬＰＳの自然免疫力を示す実験報告を、もうひとつ紹介します。[*3]

こちらは、「ＴＬＲ－４」を持たないためにＬＰＳの効果が低いマウス（Ｃ３Ｈ

LPSの肝炎ウィルスに対する抵抗性

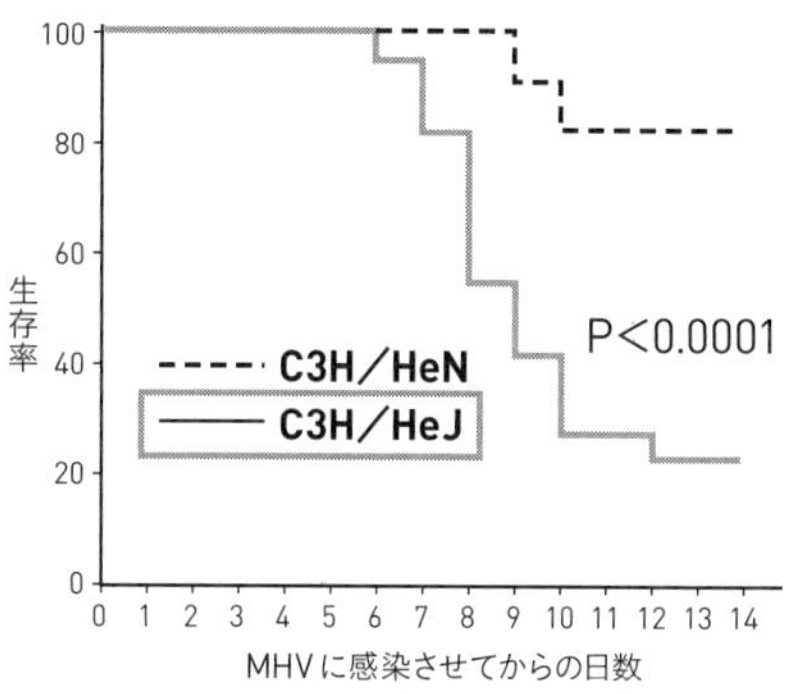

※J Virology 83: 8956 (2009)より改変

／ＨｅＪ）を使って、コロナウイルスの一種であるマウス肝炎ウイルス（ＭＨＶ）に対する感染予防効果を調べた結果です。

このＭＨＶも、ＳＡＲＳや新型コロナウイルスと同じように、急性の肺炎を引き起こします。

Ｃ３Ｈ／ＨｅＪマウスにＭＨＶを経鼻感染させ、その後生存を観察。

ＬＰＳが働くマウス（Ｃ３Ｈ／ＨｅＮ）を対照群としていますが、こちらは80パーセントのマウスが生存しています。

一方、Ｃ３Ｈ／ＨｅＪマウスは、わずか20％の低い生存率を示しています。

統計的に明らかな差が認められました。

この実験結果から、コロナウイルスの一種のMHVでも、LPSが何らかの予防効果をしていることが推測されます。

LPSのインフルエンザ・コロナウイルス感染症予防効果

LPSのインフルエンザ予防効果についての報告が出ています。マウスにインフルエンザウイルスを経鼻感染させ、その経過と結果を調べているものです。

左図に示すように、感染後2週間以内に全匹が死亡しています。

一方、インフルエンザウイルス感染の7日前にLPSを経鼻投与しておくと、20パーセント程度の生存がみられています。

そして、LPSを3日前、24時間前、12時間前に投与していった場合は、ほぼ80パーセントのマウスが生存することが示されています。*4

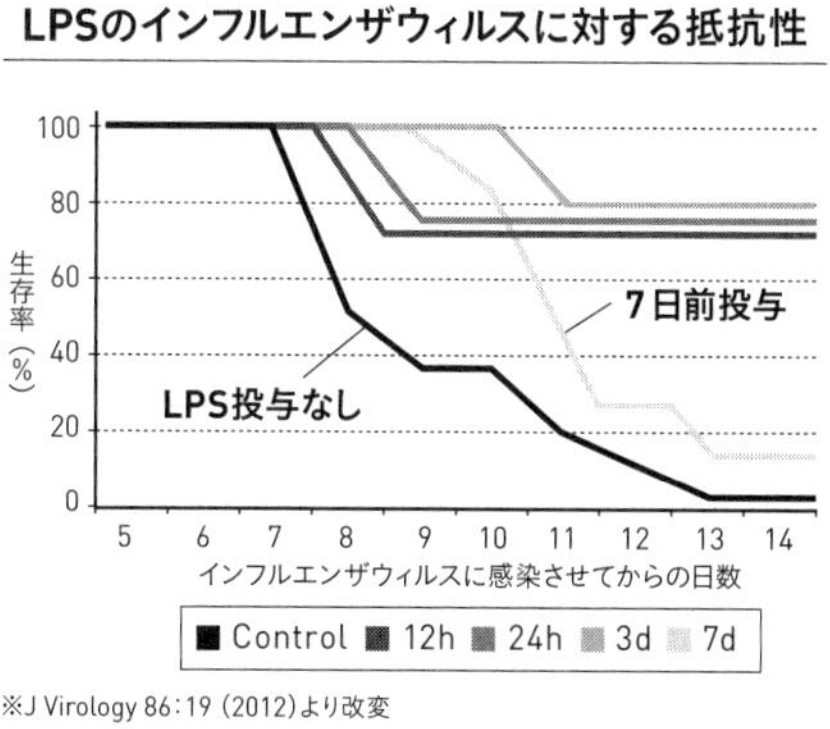

このＬＰＳの経鼻投与の効果が、数日間も持続するというのは、注目に値します。これは、ＬＰＳを粘膜投与することによって、自然免疫トレーニング／プライミングする効果が数日間継続することを示していると考えられます。

たとえば、3日に1度ＬＰＳを摂取すれば効果が持続するならば、ＬＰＳの摂取回数が少なくて済みますので、非常に楽です。

また、自然免疫は、インフルエンザウイルスもコロナウイルスも防御すると考えられますので、ワクチンと違って、どんなタイプのウイルスでも効果がある可能性があります。

そのことも、ＬＰＳの高い有用性を示唆します。

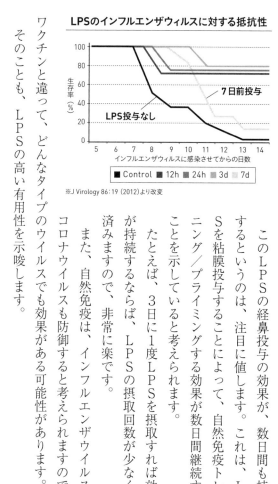

ＬＰＳは抗体の産生を増強する

ＬＰＳには、自然免疫だけでなく、獲得免疫、つまり抗体を誘導する能力を高める作用もあります。

獲得免疫は、すでに何回かお話ししているように、自然免疫の食細胞、なかでもマクロファージや樹状細胞から抗原情報の提供を受けて、始動します。

この時に、ウイルスに関する情報を、効率良く獲得免疫細胞のＴ細胞に伝えられれば、高い抗体産生誘導能の発揮や、細胞障害性Ｔ細胞を誘導する効果があります。

この効果をアジュバンド効果と言います。

インフルエンザワクチンは、多くの方が経験しているように、通常、皮下に注射します。これによって誘導される抗体は、主に血液中に観察されるＩｇＧ抗体です。

一方、マウスの口腔内にインフルエンザワクチンを投与すると、血液中のＩｇＧ抗体だけでなく、粘膜中に出てくるＩｇＡ抗体が誘導されます。これが舌下免疫として知られている免疫方法です。

LPS、インフルエンザワクチン併用舌下投与による効果

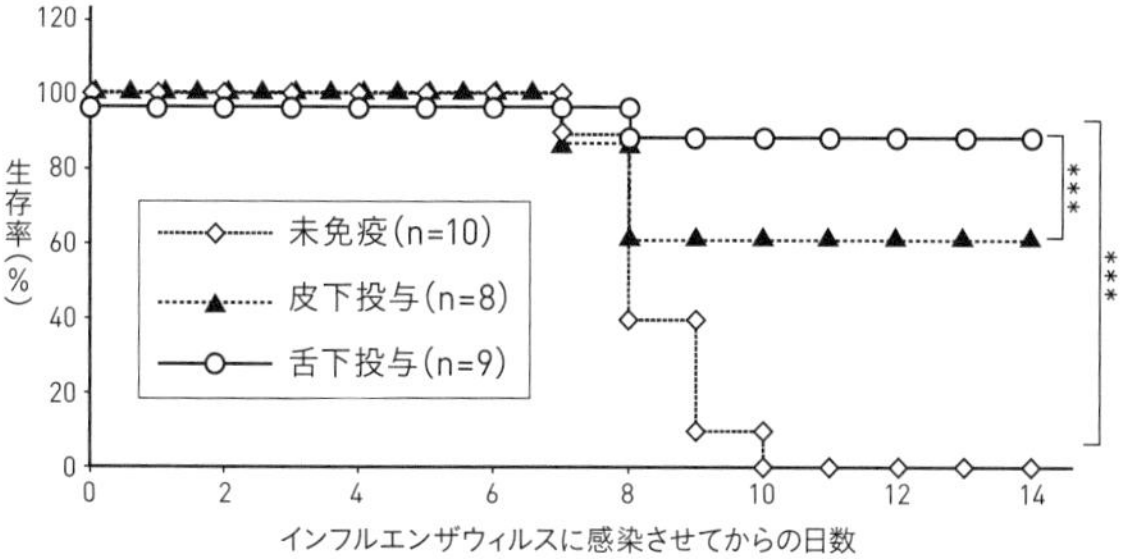

※doi：10.1371/journal.pone.0126849より改変

インフルエンザウイルスもコロナウイルスも、飛沫として空気中に飛散しているものを呼吸によって取り込み、それが空気とともに鼻腔や気道の粘膜と接触することが最初の段階です。

ですから、粘膜にＩｇＡ抗体が存在することは、体にウイルスが侵入する前に、その働きを中和するので、最も良い抗体と言えます。

ただ、舌下投与によって粘膜中のＩｇＡ抗体ができればよいのですが、しかし、ＩｇＡ抗体の産出量が低いことが問題になっています。

そこで、前述のアジュバンドが重要になってきます。すなわちＬＰＳの働きです。

ＬＰＳは、舌下ワクチン投与時に、マウスの口腔内に投与すると、粘膜のＩｇＡ濃度が高まります[*5]。

前頁図は、マウスを次のような3群に分けて、インフルエンザを感染させた後の生存を観察したものです。

◇ワクチンを投与していない群
▲インフルエンザワクチンを皮下投与した群
○インフルエンザワクチンとＬＰＳを舌下投与した群

ワクチンを接種していない群◇は、10日以内に全匹死亡しましたが、皮下投与群▲では約60パーセント、ＬＰＳ併用の舌下投与群○では約90パーセントの生存率が、統計学的に有意に示されています。

インフルエンザワクチンとＬＰＳの舌下投与は、副作用が出やすい注射をしていないので、現行の皮下投与よりも安全性が高く、かつ効果が高い予防方法と推測されます。

他の免疫活性化物質に勝るLPSの抗ウイルス作用

他の免疫を活性化する食品素材と比べた時の、ＬＰＳのウイルス感染症予防効果の特徴を紹介します。

前述したように、酵母やキノコ類に含まれる免疫力を高める有効成分βグルカンは、デクチンを介して免疫細胞の「ＴＬＲ－２」が受容体になります。

また、ペプチドグリカンは乳酸菌などのグラム陽性菌が多く持つ有効成分で、免疫細胞の「ＴＬＲ－２」が受容体になります。

その他、細菌やウイルスのＤＮＡやＲＮＡは、免疫細胞の「ＴＬＲ－３」「ＴＬＲ－７」「ＴＬＲ－９」が受容体として知られています。

実は、「ＴＬＲ－２」と「ＴＬＲ－４」は免疫細胞の細胞膜に発現しているのですが、「ＴＬＲ－３」「ＴＬＲ－７」「ＴＬＲ－９」は、細胞膜上には発現していません。

それらのＴＬＲｓはどこにあるかというと、異物を貪食して細胞内に取り込まれてできる食胞に発現します。

食細胞が分泌するインターフェロン（抗ウイルス作用のあるタンパク質）は、「ＴＬＲ－４」のほか、「ＴＬＲ－３」「ＴＬＲ－７」「ＴＬＲ－９」が刺激を受けた時に誘導されます。

それゆえ、ＬＰＳは食細胞の細胞膜にある「ＴＬＲ－４」に結合してインターフェロンを誘導することができます。

「ＴＬＲ－２」からの刺激では、インターフェロンは誘導されません。

炎症性サイトカインについては、「ＴＬＲ－４」と「ＴＬＲ－２」はほぼ同じ、と前述しましたが、インターフェロンの誘導という点においては、このように違いがあります。

また、その他の免疫活性化物質は、食胞内にあるＴＬＲｓにたどり着けないと、インターフェロン誘導が起こりません。

こうしたことから、ＬＰＳは免疫賦活物質の中で食細胞を活性化して、インターフェロンを誘導するのに最も適した物質と言えます。

■ＬＰＳで重症化因子に対処

高齢者の重症化を招くもの

ＣＯＶＩＤ－19で重症化した患者の95％以上は60歳以上。圧倒的に重症化しやすいのは高齢者となっています。

では、高齢者はなぜ重症化しやすいのでしょうか。

基本的な理由としては、加齢により免疫細胞の機能が落ちていることが挙げられます。骨髄機能も40歳代後半からは衰えてくるのが一般的です。

それと、免疫システムには、病原体をやっつける炎症性サイトカインがある一方で、その暴走を止める役割の制御性サイトカイン（ＴＧＦβ、ＩＬ－10）があり、この２つのバランスが常に保たれているわけなのですが、高齢になると、制御性サイトカインのほうの働きが弱まります。要するに免疫系が暴走しやすくなります。これも一因と言えるかもしれません。

ところで、新型コロナウイルス感染症による死因のほとんどは、重症呼吸器症候群です。肺機能が著しく傷害されることによる、いわゆる呼吸不全です。

そして呼吸不全に陥る患者さんは、高齢者と基礎疾患がある方が多いということも言われています。

これに対して若齢者では、新型コロナウイルスに感染しても症状は出ないか、普通の風邪程度で済んでしまう例が大多数です。

この点に関連して、インフルエンザAウイルスの感染モデル（高齢マウスと若年マウス）を用いて、ウイルス感染後の筋肉再生に着目し、高齢者と若齢者との差を明らかにした次のような論文発表があります。[*6]

インフルエンザウイルスも同じコロナウイルスの仲間ですから、その報告は十分参考になると思われます。

インフルエンザによる肺炎後の高齢者の筋肉回復を促進する

この報告の注目すべきポイントは、インフルエンザＡウイルス感染後の筋肉組織の再生が、高齢者では若齢者より著しく遅れることを指摘していることです。

筋肉組織は、呼吸を含む内臓の運動や、骨格筋による体の運動に直結します。

したがって筋肉組織の再生で障害が起きると、肺機能障害や骨格筋委縮、心不全などを引き起こし、生命に関わることになります。

実は、インフルエンザＡウイルスによる肺炎の後遺障害として、筋肉組織の再生障害が高齢者で多く認められているのですが、それは筋肉にある組織マクロファージ（筋肉マクロファージ）の貪食能が低下することに関係していると、報告は述べています。

その論拠として、実際、高齢者では、筋肉マクロファージの貪食能が若齢者に比べて有意に低下していることも調べられています。

つまり、インフルエンザAウイルス感染による肺炎が原因と思われる組織マクロファージの貪食機能不全が、死亡率の増加と関係しているというわけです。

さて、現在蔓延中の新型コロナウイルス感染でも、肺炎が起こり、それが高齢者では重篤化して死亡率が高くなるとされています。

おそらくは、そうした高齢者患者の肺の中で、肺の組織マクロファージである肺胞マクロファージの機能不全が起こっているのではないでしょうか。

それが死亡率を上げることにつながっているのでは、と推測されますが、経口投与のLPSは弱ったマクロファージを活性化します。もしかすると新型コロナウイルス感染による肺炎に対してもLPSは有効性があるかもしれません。

動脈硬化予防とLPS

新型コロナウイルス感染症が重症化するリスク因子としては、肥満や喫煙習慣や、心疾患、糖尿病、高血圧、動脈硬化などの基礎疾患が指摘されていますが、これらのうち、コレステロールおよび脂質異常に関する疾患について、ＬＰＳの予防効果が期待されています。

コレステロール関連の代表的な疾患として挙げられるのが「アテローム性動脈硬化」。その原因とＬＰＳとの関連を考察した試験報告がありますので、それを紹介します。[*7]

「アテローム性動脈硬化」とは――

マクロファージの役割のひとつとして、血管壁に溜まった変性コレステロールの処理がありますが、変性コレステロールが処理しきれないほど多く存在する場合、血管壁の下に潜りこんだまま泡沫化し、その場に沈着してしまう……これが「アテ

体重変化

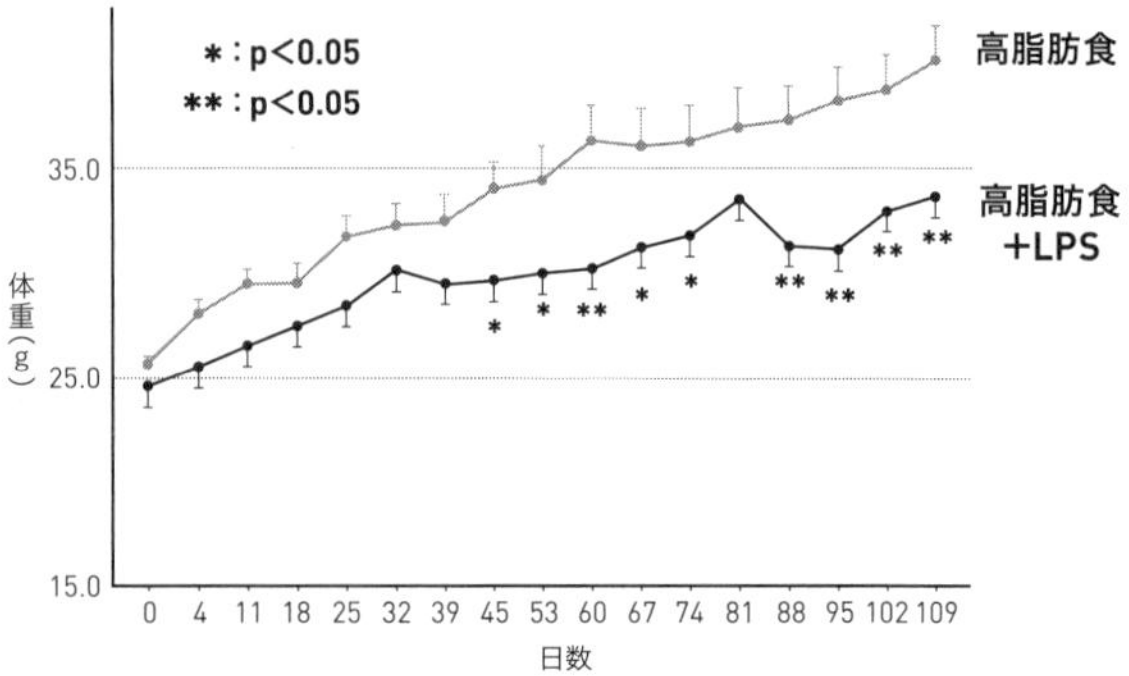

※doi：10.1371/journal.pone.0195008より改変

ローム性動脈硬化」と呼ばれる疾患です。

試験は、動脈硬化モデルマウスであるＡｐｏＥ欠損マウスを使って、行われました。

ＡｐｏＥとは、脂質代謝に関係するリポタンパク質で、ＡｐｏＥを欠損したマウスは、血漿中の総コレステロールが増加し、アテローム性動脈硬化を発症します。

またこの発症は、高脂肪食で早まります。

まずＡｐｏＥ欠損マウスたちを

①高脂肪食だけを与える群

②高脂肪食を与えつつもＬＰＳ（１ミリグラム／キログラム／日）を摂取させる群

という２つのグループに分別。

血漿中脂質マーカー

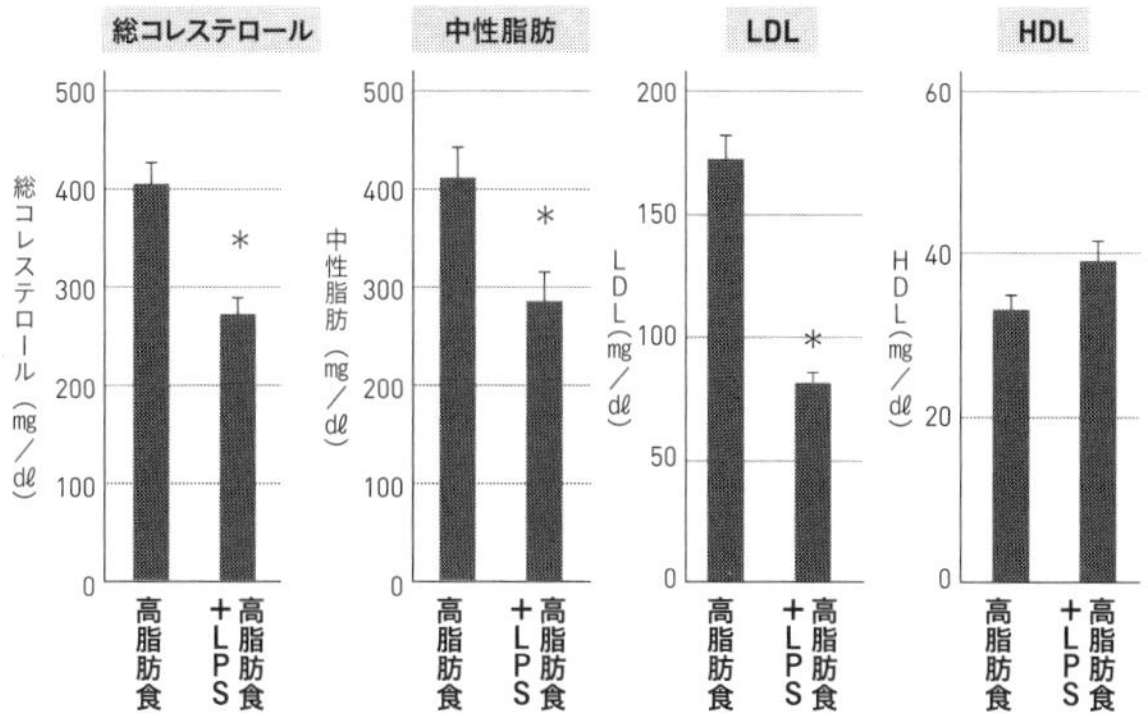

血漿中炎症マーカー

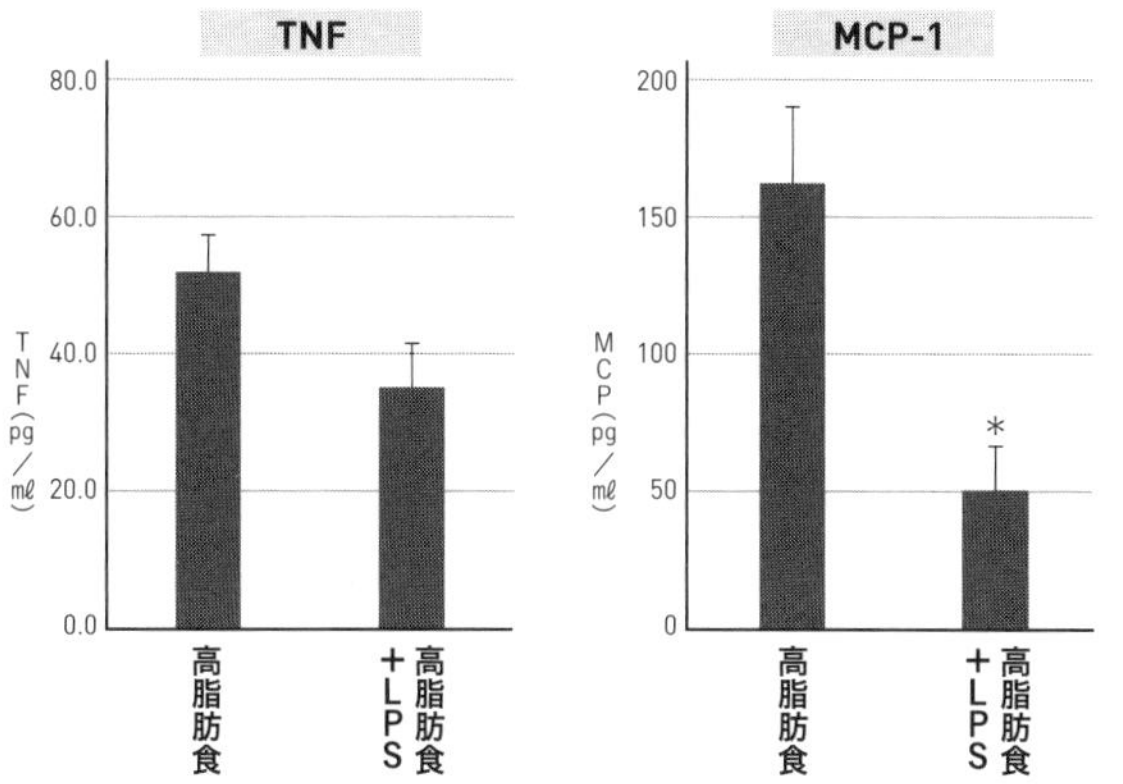

※doi：10.1371/journal.pone.0195008より改変

大動脈血管プラークの抑制

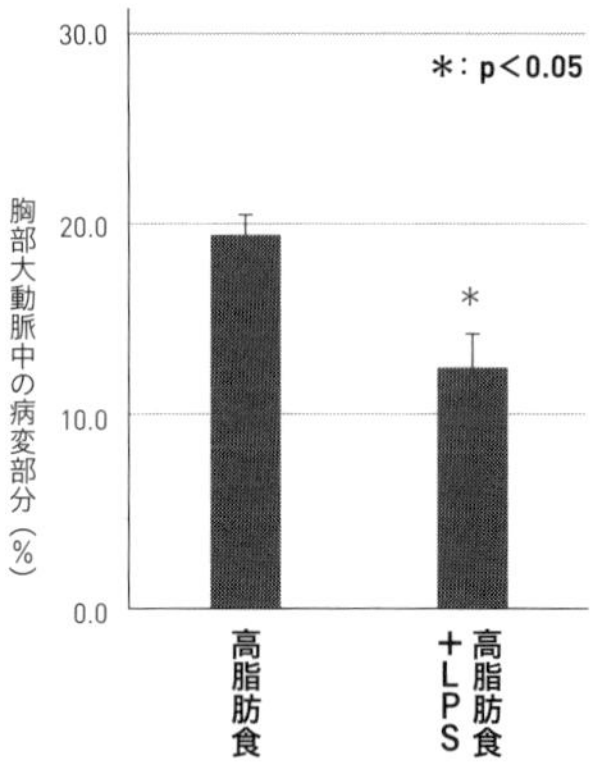

※doi：10.1371/journal.pone.0195008より改変

３ヶ月後に、それぞれの体重、脂質マーカー、炎症マーカー、大動脈血管プラークのでき方を比較して、以下のような結果を発表しています。

ＬＰＳ群では、統計的有意差を持って、体重増加（肥満）が抑制されていることが示されました。

総コレステロール、中性脂肪、ＬＤＬとも、高脂肪食群に比べてＬＰＳ群が、有意差を持って、低いことが示されました。なお、善玉コレステロールとも言われるＨＤＬについては、変化はほとんどみられていません。

炎症性サイトカインであるＴＮＦについては、有意差はありませんが、ＬＰＳ群で産生量が低い傾向が示されました。また、炎症性ケモカインであるＭＣＰ−１については、統計的有意差を持ってＬＰＳ群が低いということが示されました。

試験開始約３ヶ月後に、胸部大動脈血管（心臓を囲むように流れる比較的太い血管）をホルマリン固定してプラークを赤く染色しました。

その結果、ＬＰＳを摂取した群は、プラークのでき方が統計的にも明らかに減少していることがわかりました。

ＬＰＳと腸内細菌叢の変化と動脈硬化予防

先ほどの研究では、さらに、マウス便中の腸内細菌叢を対象に、ＬＰＳと腸内細菌叢の変化と動脈硬化の予防効果についても調べています。

ヒトの体で外部環境に常に接しているのは体表面と消化管です。

特に腸内は栄養分が豊富な環境であることから、常在菌の数と種類が多く、「腸内細菌叢」を形成しています。

インフルエンザウィルスに感染させてからの日数

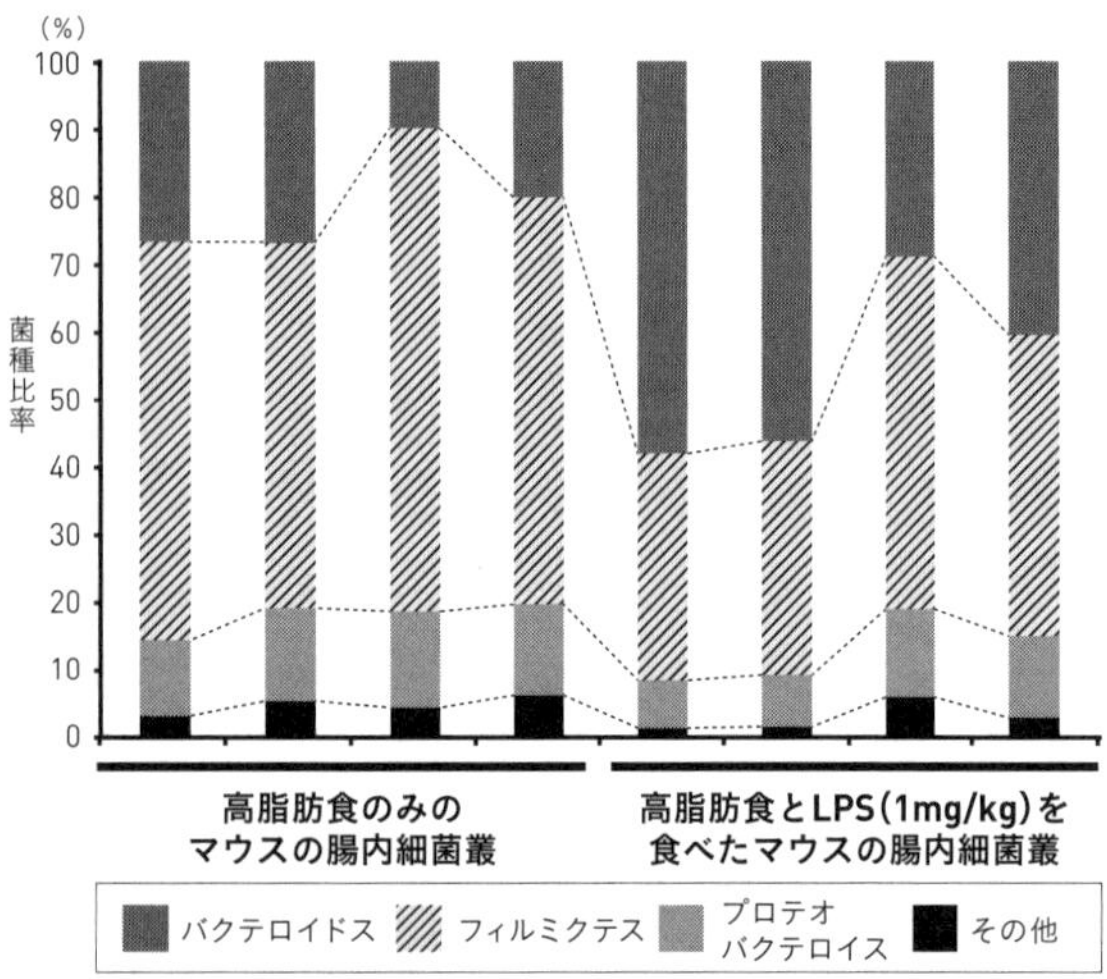

※doi：10.1371/journal.pone.0195008より改変

この腸内細菌叢には１００～３０００種類の細菌がいるといわれており、それらはバクテロイドス門、フィルミクテス門、プロテオバクテリア門の３種類に大別されます。

最近は腸内細菌叢と各種疾患の関連性が研究されています。

そのひとつとして、動脈硬化との関連で、ＡｐｏＥ欠損マウスを用いたいくつかの研究では、アテローム性動脈硬化症の発症に伴ってフィルミクテス門に属する細菌の量が増えバクテロイドス門の細菌量が減少すること、抗アテローム性動脈硬化症サプリメントによって腸内細菌叢が改善することが報告されています。[*8]

そこでこの試験では、ＡｐｏＥ欠損マウスに高脂肪食を与える群と、高脂肪食を与えつつもＬＰＳ（１ミリグラム／キログラム／日）を摂取させる群の２群において、３ヶ月後の腸内細菌叢を比較しています。

その結果、ＬＰＳの摂取によってバクテロイドス門が豊富になり、フィルミクテス門とプロテオバクテリア門の比を低下させる傾向がみられました。

このことから、ＬＰＳは腸内細菌叢の改善を通して、アテローム性動脈硬化の予防改善に寄与することが期待されます。

あとがき

本書は、自然免疫の成り立ちを含めて、ＬＰＳの経口投与が安全にまた強力に自然免疫を制御できるか、そのことと感染症、とくに今大問題になっている新型コロナウイルス感染症に対する私見を、ＢＣＧの潜在的有用性と関連づけて記載することに努めたつもりです。それゆえ、いささか硬い文章になってしまっているのではないかと危惧しています。けれでも、ＣＯＶＩＤ－19でみられるように今後どのようなワクチン技術が開発されようとも、我々は新たな感染症に対する備えとして、自然免疫を強化しておくことは極めて本質的と考えております。そのためには、多くの皆さんが自然免疫の制御方法を含めて自然免疫について関心をもち、できるだけ正確な知識を持っておくことが必須であると思います。本書には、その意味で自然免疫啓蒙書という位置づけが与えられれば良いと思っています。

最初に、このような機会を与えて頂いた、ワニ・プラスの佐藤俊彦編集長に篤く感謝いたします。氏の粘り強い励ましがなければ本書は完成しませんでした。また本書執筆について、資料集めや打ち合わせを通じて多大な協力を頂いた、自然免疫制御技術研究組合・研究開発本部長（新潟薬科大学客員教授）稲川裕之博士、同理事・河内千恵博士、同・主任研究員（現特任研究員）溝渕悠代博士、同主任研究員・山本和史博士に深く感謝いたします。そして多くの組合関係者にお力添えを頂きました。併せて感謝する次第です。関係の皆様のお力添えがなければ、本書がこの世に問われることはなかったに違いと思っています。

本書が少しでも、皆様の自然免疫に対する理解を深め、コロナを含む新興感染症など現代医学ではまだ対処が十分にはできていない疾病について、ただ理由もなく恐れるだけでなく、自らできる防御の考え方を提供できているとしたら大変幸いです。

杣　源一郎

引用文献一覧

第1章

1. Nishiura H, et al. Int J Infect Dis 93:284 doi:10.1016/j.ijid.2020.02.060
2. He X, et al. Nature Medicine 26:672 (2020). doi:10.1038/s41591-020-0869-5
3. Sungnak W, et al. Nature Medicine 26:681 (2020). doi:10.1038/s41591-020-0868-6.
4. Braun J and Loyal L. Nature 587:270 (2020). doi:10.1038/s41586-020-2598-9.
5. Nishiura H, et al. J Clin Med 9:419 (2020). doi:10.3390/jcm9020419

第2章

1. Bianconi E, et al. Ann Human Biol 40:1463 doi:10.3109/03014460.2013.807878
2. 『メチニコフ炎症論』イリヤ　メチニコフ (著), 飯島 宗一 (翻訳), 角田 力弥 (翻訳) ／文光堂(1976).
3. Kohchi C, et al. Anticancer Res 24:3311 (2004). PMID:15515426
4. Kochi C, et al. J Biosci Bioeng 102:485 (2006). doi:10.1263/jbb.102.485.
5. Yamasu K, et al. Eur Cytokine Netw 3:391 (1992). PMID:1421011
6. 稲川裕之・他 日本補完代替医療学会誌 4:79 (2007).
7. Yoshida H, et al. Nature 345:442 (1990). doi:10.1038/345442a0.
8. Satoh M, et al. Jpn J Cancer Res 77:342 (1986). PMID:2422147
9. Herbst S, et al. PlosOne 6: (2011). doi:10.1371/journal.pone.0019105
10. Nakamoto T, et al. in vivo, 21:357 (2007) PMID:17436588
11. Uribe-Querol E and Rosales C. Front Immunol 8:1368 doi:10.3389/fimmu.2017.01368

第3章

1. Kawai T and Akira S. Immunity 34:637 (2011). doi:10.1016/j.immuni.2011.05.006
2. Miyake K and Kaisho T. Curr Opin Immunol 30:85 (2014). doi:10.1016/j.coi.2014.08.003
3. 『神経免疫学革命:脳医療の知られざる最前線』ミハル シュワルツ (著), アナット ロンドン (著), 松井 信彦 (翻訳)／ 早川書房(2018)
4. Sethuraman N, et al. JAMA 323:2249 (2020). doi:10.1001/jama.2020.8259
5. 週刊高齢者在宅新聞On line, https://www.koureisha-jutaku.com/newspaper/synthesis/20200727_takahashi/
6. 久留米大学医学部免疫学講座ホームページ. http://www.med.kurume-u.ac.jp/med/immun/corona.html

第4章

1. Inagawa H, et al. in vivo 30:205 (2016). PMID:27107076
2. Kadowaki T, et al. Fish Shellfish Immunol 34:1569 (2013). doi:10.1016/j.fsi.2013.03.372.
3. Miyake K. Semin Immunol 16:11 (2004). doi:10.1016/j.smim.2003.10.007.
4. Taniguchi Y, et al. Anticancer Research 29:859 (2009). PMID:19414320
5. Phipps K R, et al. J Appl toxicol 40:1342 (2020). doi:10.1002/jat.3987

6. Soma G-I and Inagawa H. Anticancer Res 35:4393 (2015). PMID:26168477
7. Inagawa H, et al. Anticancer Res 36:3599 (2016). PMID:27354629
8. 稲川裕之 「自然免疫を制御する食品の新しい機能性成分としてのLPS」『食品と開発』(インフォーマ マーケッツ ジャパン／2018年2月号)
9. Inagawa H, et al. Chem Pharm Bull 40:994 (1992). doi:10.1248/cpb.40.994
10. Montenegro D, et al. Bioorganic Med Chem Let 25:466 (2015). doi:10.1016/j.bmcl.2014.12.036
11. Dutkiewicz J, et al. Ann Agric Environ Med 23:206 (2016). doi:10.5604/12321966.1203879.
12. Kariluoto S, et al. Int J Food Microbiol 106:137 (2006). doi:10.1016/j.ijfoodmicro.2005.06.013.
13. 杣源一郎 香川短期大学紀要 45:333 (2017).
14. Masuda K, et al. J Innate Immun 3:315 (2010). doi:10.1159/000322037
15. Brandl K, et al. Nature 455:804 (2008). doi:10.1038/nature07250.
16. Braun-Fahrländer C, et al. New Eng J Med 347:869 (2002). doi:10.1056/NEJMoa020057.
17. Tamura Y, et al. Anticancer Res 35:4467 (2015). PMID:26168488
18. Vazquez-Torres A, et al. J Immunol 172:6202 (2004). doi:10.4049/jimmunol.172.10.6202
19. Munford R S. J Leukoc Biol.100:687 (2016). doi:10.1189 / jlb.3RU0316-151R
20. Desai M, et al. Cell 167:1339 (2016). doi:10.1016/j.cell.2016.10.043.
21. Lee-Wei C, et al. J Biomed Sci 17:48 (2010). doi:10.1186/1423-0127-17-48
22. Hofer U, et al. PLoS Pathog 29:e1000867 (2010). doi:10.1371/journal.ppat.1000867.
23. Rakoff-Nahoum S, et al. Cell 118:229 (2004). doi:10.1016/j.cell.2004.07.002.
24. Drago S, et al., Scand J Gastroenterol, 41:408 (2006). doi:10.1080/00365520500235334
25. Fasano A. Phisiol Rev 91:151 (2011). doi:10.1152/physrev.00003.2008.
26. Desai M S, et al. Cell 17:1339 (2016). doi:10.1016/j.cell.2016.10.043.
27. Earley Z M, et al. PLOS One 10:e0129996 (2015). doi:10.1371/journal.pone.0129996.
28. Caramalho I, et al. J Exp Med 197:403 (2003). doi:10.1084/jem.20021633.
29. 須磨幸恵・他「ヒトにおける低分子Lipopolysaccharide(LPSp)の経口腔内投与によるTNF, β-エンドルフィンの誘導及び手術後の鎮痛効果」Biothrapy 8:348 (1992)
30. Kobayashi Y, et al. Anticancer Res 37:3917 (2017). doi:10.21873/anticanres.11774
31. Kobayashi Y, et al. PLOS ONE e0198493. (2018). doi:10.1371/journal.pone.0198493

第5章

1. Miyasaka M. EMBO Mol Med 12: e12661 (2020). doi:10.15252/emmm.202012661.
2. Berg M K, et al. Science Advances 6:eabc1463 (2020). doi:10.1126/sciadv.abc1463
3. Giamarellos-Bourboulis E J, et al. Cell 183:315 (2020). doi:10.1016/j.cell.2020.08.051
4. Park A and Iwasaki A. Cell Host Microbe 27:870 (2020). doi:10.1016/

j.chom.2020.05.008
5. Sala G, et al. medRiv (2020). doi:10.1101/2020.03.30.20048165
6. Akiyama Y and Ishida T. medRiv (2020). doi:10.1101/2020.04.06.20055251
7. Netea M G, et al. Nature Rev Immunol 20:375 (2020). doi:10.1038/s41577-020-0285-6
8. Tsuji S, et al. Infect Immun 68: 6883 (2000). doiI: 10.1128/IAI.68.12.6883-6890.2000

第6章

1. McGill J, et al. J Exp Med 205:1635 (2008). doi:10.1084/jem.20080314
2. Vazquez-Torres A, et al. J Immunol 172:6202 (2004) doi:10.4049/jimmunol.172.10.6202
3. Khanolkar A, et al. J Virol 83:8946 (2009). doi:10.1128/JVI.01857-08
4. Shinya K, et al. J Virol 86:19 (2012). doi:10.1128/JVI.06168-11
5. Fukasaka M, et al. PLoS One. 10:e0126849 (2015). doi:10.1371/journal.pone.0126849
6. Runyan C E, et al. Aging Cell 19:e13180 (2020) doi:10.1111/acel.13180.
7. Kobayashi Y, et al. Plos One 13:e0195008. doi:10.1371/journal.pone.0195008
8. Sakurai T, et al. Mol Nutr Food Res 61: (2017). doi:10.1002/mnfr.201600804.

「免疫ビタミン」LPSで新型コロナに克つ
感染症予防のカギは自然免疫にあり！

著者 杣 源一郎

2021年1月10日 初版発行

杣 源一郎（そま・げんいちろう）

薬学博士、免疫学者。1977年、東京大学卒業。帝京大学助教授、帝京大学教授（生物工学研究センター、基礎部門Ⅰ、Ⅲ）、徳島文理大学教授（健康科学研究所、人間生活学部）、同大学大学院教授（人間生活学研究科）、香川大学 医学部統合免疫システム学寄附講座客員教授を経て、現在は新潟薬科大学客員教授。産学官連携の研究開発を目的とした自然免疫賦活技術研究会会長、特定非営利活動法人「環瀬戸内自然免疫ネットワーク（ＬＳＩＮ）」理事、自然免疫制御技術研究組合代表理事などに加え、平成25年度より、内閣府「戦略的イノベーション創造プログラム（ＳＩＰ）」では、「ホメオスタシス多視点評価システム開発グループ」の研究代表者を務めた。著書に『「免疫ビタミン」のすごい力』『「免疫ビタミン」で肌免疫力を上げて、10歳若返る！』（いずれもワニブックス【ＰＬＵＳ】新書）など。

発行者 佐藤俊彦

発行所 株式会社ワニ・プラス
〒150-8482
東京都渋谷区恵比寿4-4-9 えびす大黒ビル7F
電話 03-5449-2171（編集）

発売元 株式会社ワニブックス
〒150-8482
東京都渋谷区恵比寿4-4-9 えびす大黒ビル
電話 03-5449-2711（代表）

編集協力 西端洋子

装丁 橘田浩志（アティック）
柏原宗績

DTP 株式会社ビュロー平林

印刷・製本所 大日本印刷株式会社

ISBN 978-4-8470-6175-2

ワニブックスHP https://www.wani.co.jp